# 五运六气
## 解密时空禀赋与健康

王乐鹏　马淑然　主编

中国科学技术出版社
·北京·

图书在版编目（CIP）数据

五运六气：解密时空禀赋与健康 / 王乐鹏，马淑然主编 . -- 北京：中国科学技术出版社，2025.3. ISBN 978-7-5236-0642-1

Ⅰ . R226

中国国家版本馆 CIP 数据核字第 2024FF4203 号

| 策划编辑 | 于　雷　韩　翔 |
| --- | --- |
| 责任编辑 | 于　雷 |
| 文字编辑 | 卢兴苗 |
| 装帧设计 | 佳木水轩 |
| 责任印制 | 徐　飞 |

| 出　　版 | 中国科学技术出版社 |
| --- | --- |
| 发　　行 | 中国科学技术出版社有限公司 |
| 地　　址 | 北京市海淀区中关村南大街 16 号 |
| 邮　　编 | 100081 |
| 发行电话 | 010-62173865 |
| 传　　真 | 010-62179148 |
| 网　　址 | http://www.cspbooks.com.cn |

| 开　　本 | 710mm×1000mm　1/16 |
| --- | --- |
| 字　　数 | 182 千字 |
| 印　　张 | 12 |
| 版　　次 | 2025 年 3 月第 1 版 |
| 印　　次 | 2025 年 3 月第 1 次印刷 |
| 印　　刷 | 北京博海升彩色印刷有限公司 |
| 书　　号 | ISBN 978-7-5236-0642-1 / R·3239 |
| 定　　价 | 68.00 元 |

（凡购买本社图书，如有缺页、倒页、脱页者，本社销售中心负责调换）

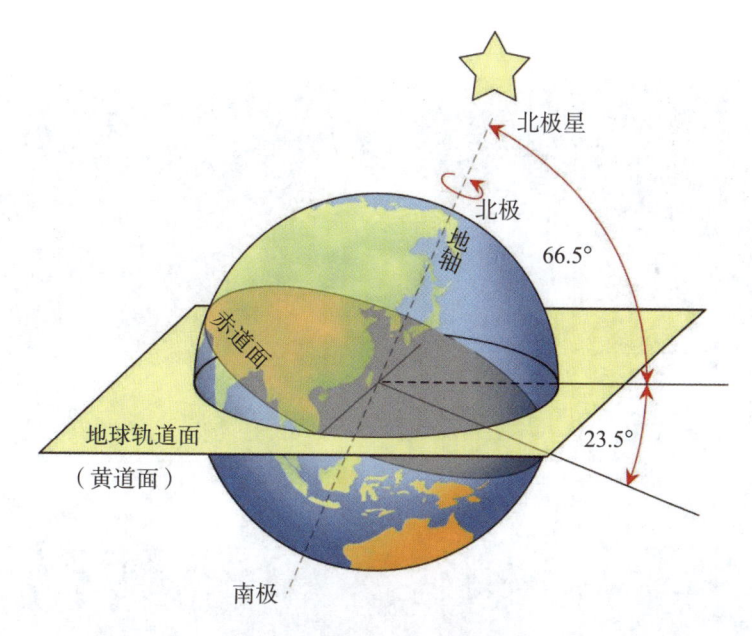

彩图1 地球公转与黄道示意

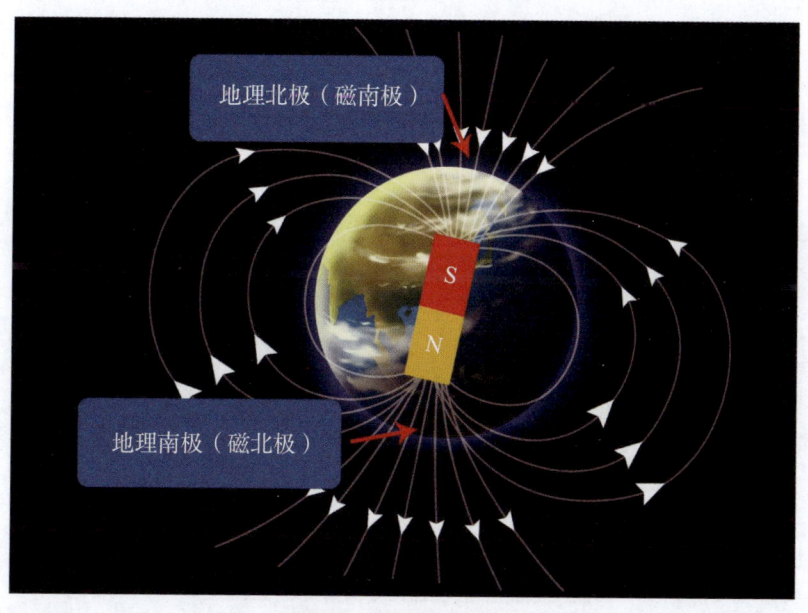

彩图2 地球磁极示意

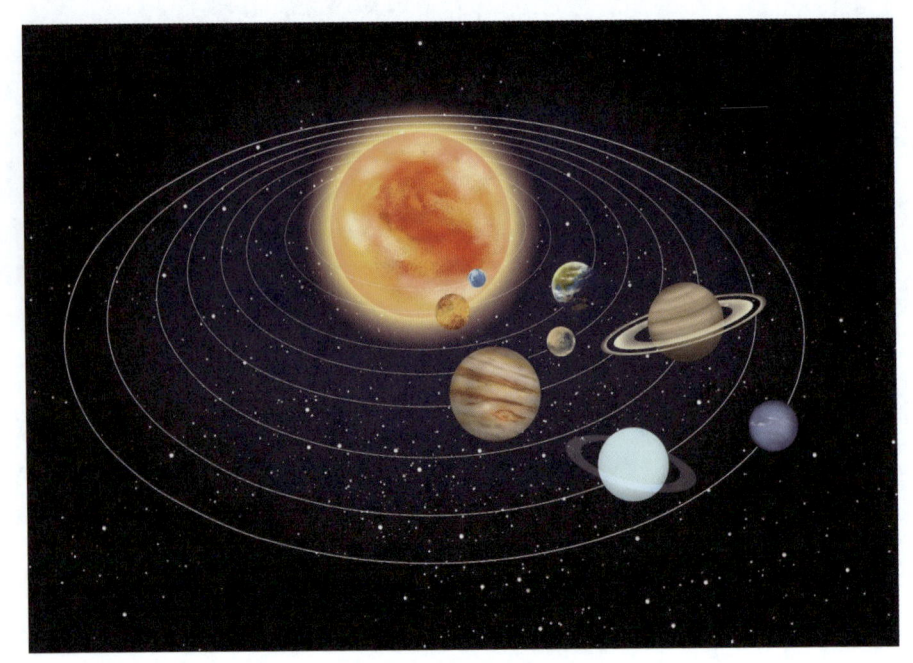

彩图 3　太阳系八大行星

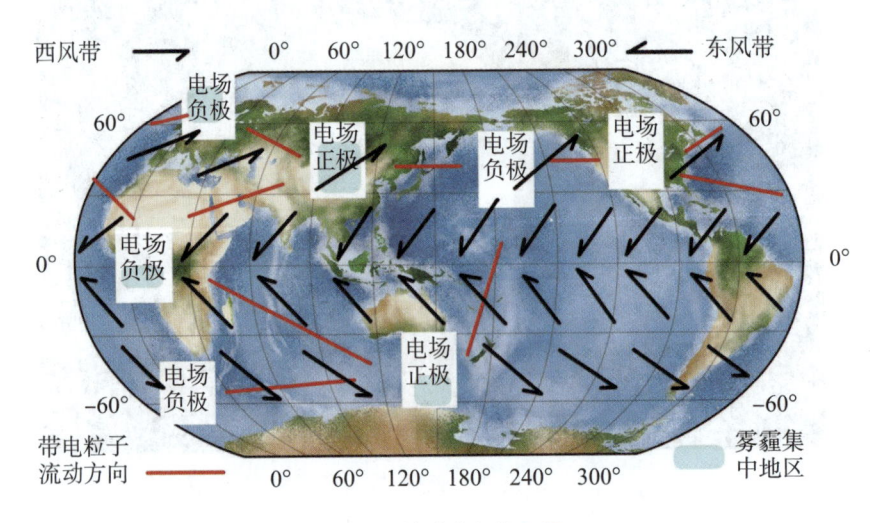

彩图 4　地球内部的电场

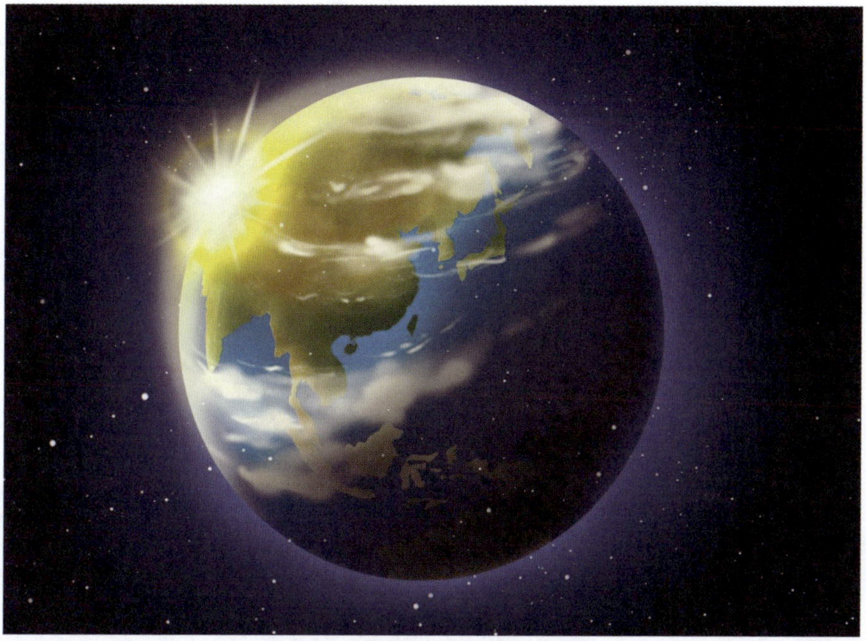

彩图 5　阴阳

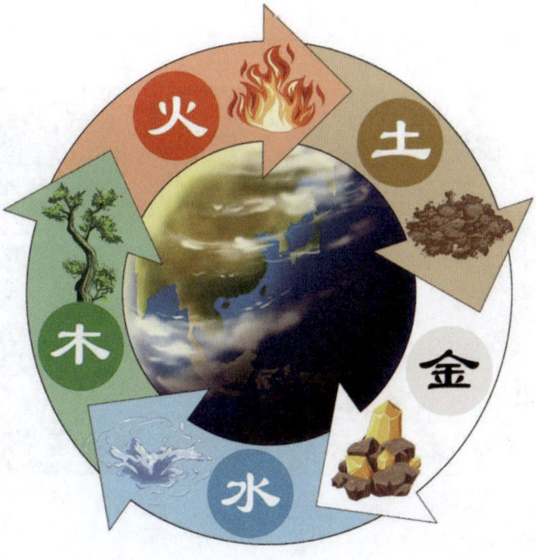

彩图 6　五行

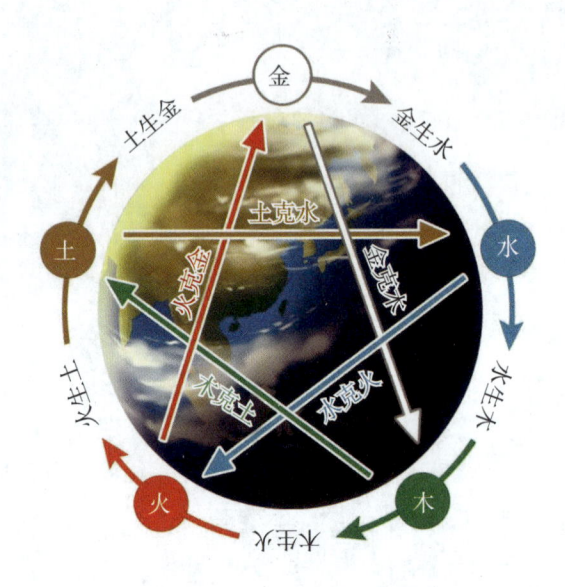

彩图 7　五行相生相克

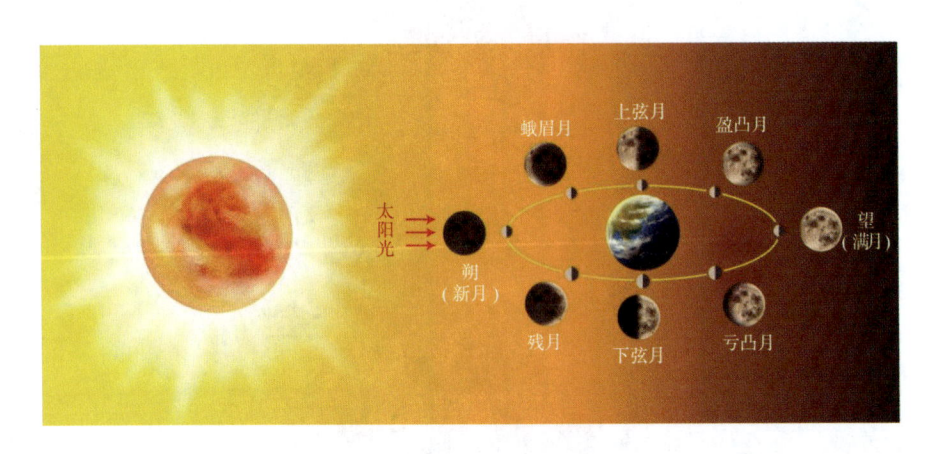

彩图 8　月相变化

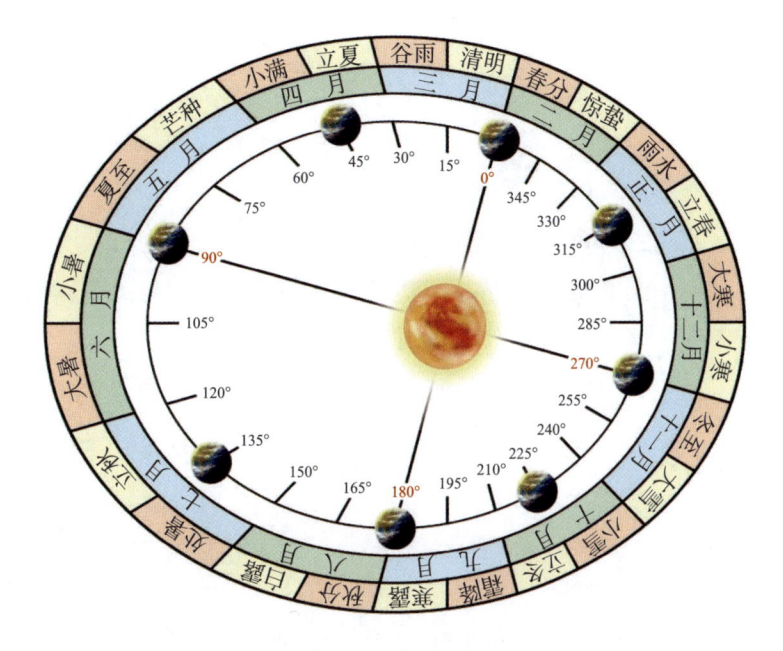

彩图 9　二十四节气

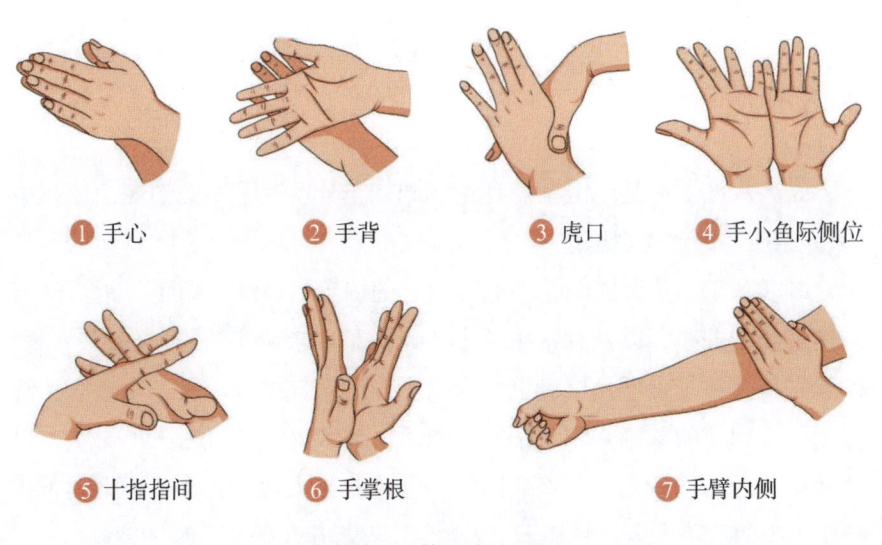

❶ 手心　　❷ 手背　　❸ 虎口　　❹ 手小鱼际侧位

❺ 十指指间　　❻ 手掌根　　❼ 手臂内侧

彩图 10　拍手功法步骤

# 编著者名单

**主　编**　王乐鹏　马淑然

**副主编**　齐　锐　刘瑄慈　龚小钢

**编　者**　（以姓氏笔画为序）

　　　　　王若冲　刘佚阳　刘雷蕾　张亚雯

　　　　　张贵鹏　胡　洋　姜天宝

# 内容提要

五运六气学说是中医学的理论基础，充分反映了中医学理论体系中"天人相应"的整体观思想。

本书基于《黄帝内经》中五运六气的内容，详细介绍了五运六气与人体之间的关系，以及日常生活中如何做到"未病先防"。全书共6章，作者先从天体物理学角度着笔，介绍了五运六气的源流及基本概念，解释了运气理论的基础知识及推算；然后讲解了五运六气对人的影响，以及运用五运六气理论进行疾病防治的理论基础。此外，作者还论述了运气学说中的流年大运，并基于个人运气禀赋提出了健康管理的建议。

本书内容翔实，语言精简，通俗易懂，让读者知其然，更知其所以然，适合广大中医医生、热爱养生保健者学习参考。

# 前　言

　　本书的主创成员皆为中医从业者。他们运用五运六气理论进行疾病防治与大多数中医在临床诊病的过程是一样的，唯一的区别是他们在看诊时会询问患者的出生年月日，还会参考患者发病当下的时象。在诊室中，每每有患者好奇地问："中医看诊还要看生辰八字吗？""我好像是金命！"甚至，还有年轻人津津乐道："我是狮子座！"……

　　如今，在年轻人中盛行着星座热，星座不仅是年轻人议论的热门话题，更被广泛运用于日常人际交往中。年轻人关注星座运势、幸运数字、幸运颜色等，甚至在人际交往中也会参考星座信息。不少年轻人将"星座文化"作为一种娱乐消遣的途径，并在"星座文化"中得到不同种类的心理需求。笔者团队在常年教学和中医临床过程中发现，年轻一代之所以对星座文化抱有极高的热情，会关注星座如何影响性格、职业、运势、爱情和人际关系等内容，是因为"星座文化"满足了他们关注自我、人际交往、缓解压力和对未来好奇探索的需求。

　　与此同时，笔者发现中医学子们与患者一样，对自己的先天体质禀赋，以及强弱脏等非常关注，也充满着好奇。殊不知在中华大地上，也有着源远流长的"东方健康星座"，叫作"五运六气"。我们经常谈论"运气好不好的话题"，或许也与此有关，只是大家日用而不知罢了。"运气"有着极其深刻的理论和实践基础。"不通五运六气，检尽方书何济？"历代众多医家很早就曾发出过如此感慨。"五运六气"不仅在中医学的发展过程中有着举足轻重的作用，在指导我国历朝历代人民农业生产、生活起居、养生保健等方面也发挥着重要的作用，其内容之广泛，"上极天文，下穷地纪，中悉人事，大而阴阳变化，小而草木昆虫，音律象数之肇端，脏腑经络之曲折，靡不缕指而胪列焉"。然而，又因其高深难懂，被称为"医门之玄机"。于是笔者发心解密"五运六气"这一中医古老智慧，以期传承与传播"东方健康星座"！

五运六气学说，简称运气学说，主要留存于中医经典著作《黄帝内经》中，是我国古代先贤探究自然气候变化规律及其对人体生理病理影响的经典理论体系。五运六气的内涵是以人肉眼所能观测到的天体现象，与自然界气象、气候、物候等变化相联属，将人体生命与疾病变化规律进行深入探讨。

历代中医大家均从运气学说中汲取了丰富的"营养"，进而形成了中医学领域的丰硕成果，如东汉张机以"三阳三阴六气理论"而著中医经典《伤寒杂病论》，开辟了中医临床医学之先河，其中的六经辨证理论正是源于六气理论；金元四大家之一的刘完素认为"易教体乎五行八卦，儒教存乎三纲五常，医教要乎五运六气"，创立了寒凉学派著作《素问玄机原病式》，以五运六气作为疾病分类的纲领，侧重以"火热"阐发疾病的病理机制，提出"六气皆从火化""五志过极皆为热甚"；元代著名医学家朱震亨则言："穷究《素问》之旨，洞察运气之机。""疾病之生，不胜其众，要其所属，不出乎五运六气而已。""医道有一言而可以尽其要者，运气是也。"进而创立养阴学派；明清时期的温病学家汪机、吴有性、薛雪、叶桂、吴塘等，也正是因为对五运六气的研究，进一步补充了温热病学的诊断、辨证与论治理论，使中医学有了飞跃性发展，对后世传染病学的防治意义深远。时至今日，研究者们从现代天文、物理、数学等科学层面，对其进行挖掘研究，纵然时空交错，时代变迁，但仍能历久弥新，发覆展获，深见其理论的穿透力。

中医治未病，更重健康养生。健康是自然与人之间动态节律的同步和谐，自然与人之间关系的失调是产生一切疾病的根本原因。《黄帝内经》作为中医经典，包含了超越当下时代的最先进的养生思想。虽表面上文字艰深，但一经解释，就会发现是为老百姓而写。《黄帝内经》讲"上工治未病"，意思是说，最高明的医生在疾病未发生的时候，就会采取措施，防止疾病发生。百姓可能觉得，只有最好的医生，才能做到这一点。这种医生，必须天赋极高，功底扎实，同时又有极其丰富的临床经验。其实，"上工"是每个人都能做到的。这是因为在大多数情况下，身体有了毛病，本人能最早感知到。只要你注意观察身体上出现的反常征兆，你肯定是世界上第一个知道"未病"的人。如果学习了"东方健康星座"

学说，那你会在身体尚未出现征兆前，就已经知道，身体的哪一部分，在一年中的哪些时段，可能出现"未病"。这就是本书想要与大家重点分享的内容，由《黄帝内经》而来的中华民族老祖宗智慧的传承。如果你按照本书介绍的方法，了解自己的运气体质，了解流年的健康运气，提前预防，最终没有生病，那不正是"治未病"吗？如果你治好了自己的"未病"，那你也就成了"上工"！

  本书不仅是写给中医爱好者或中医医生的，更是写给每一个热爱生活、关心健康的人。希望读者通过对本书的阅读，掌握自己的健康密码！

编 者

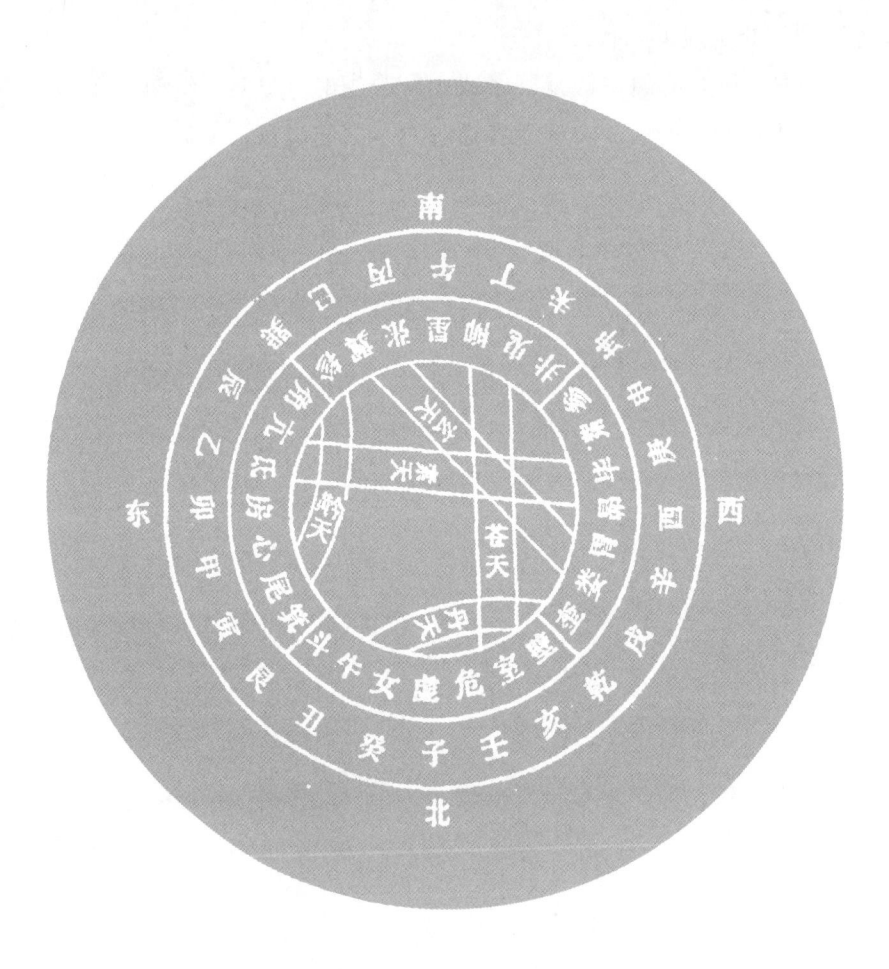

# 目 录

## 第1章　源于天体物理学的运气学说 ············································· 001
　　一、太阳系的行星 ·································································· 002
　　二、地球的大气环流 ······························································ 004
　　三、地球的电场磁场 ······························································ 005
　　四、行星对气候和病候的影响 ················································ 007

## 第2章　运气学说的源流及基本概念 ············································ 011
　　一、源远流长的运气学说 ······················································· 011
　　二、运气学说的基本概念 ······················································· 014

## 第3章　运气学说的基础知识及推算 ············································ 020
　　一、五运六气的天文历法基础 ················································ 020
　　二、干支纪年法 ···································································· 026
　　三、天干与五运 ···································································· 029
　　四、地支与六气 ···································································· 033

## 第4章　五运六气对人的影响 ······················································ 037
　　一、五运如何影响脏腑机体：不同的流年，不同的疾病易趋性 ····· 038
　　二、六气对气候物候及人体脏腑的影响 ··································· 047
　　三、五运六气指导二十四节气养生 ········································· 060

## 第5章　人体小宇宙与天地大宇宙 ················································ 071
　　一、不同的出生时空，不同的弱脏与体质 ······························· 071
　　二、先天运气禀赋的推算 ······················································· 074

壹

### 第 6 章　基于个人运气禀赋的健康管理 ·············· 085
一、食物的四气五味 ·············· 087
二、基于流年大运选择顺时的食物 ·············· 088
三、个人运气禀赋健康管理方案的制订 ·············· 100

# 第1章　源于天体物理学的运气学说

生命是如何起源的？宇宙是什么？宇宙是如何诞生的？宇宙到底有多大？是否真的存在外星人？太阳系又是如何形成的……以上种种问题都是现代研究的热点，也是人类共同的好奇点。为探寻生命的演化，西方科学从对地内生命研究的"进化论"到对星外生命的寻找，走上了一条向宇宙探索的道路。而在东方文明里早就有关于生命变化与星系关联的记载，这就是成书于两千多年前的《黄帝内经》（简称《内经》）。《内经》中五运六气理论对生命的变化有着详细的记载。运气学说更是一门古代医家研究天体运行对自然气候变化规律及对人体影响的医学理论。正如《内经》所说："夫道者，上知天文，下知地理，中知人事，可以长久，此之谓也。"也就是说，研究医学之道需要"上知天文，下知地理，中知人事"。

《内经》主张"天人合一"，"天人相应"就是其表现之一。这也是中国哲学与中医哲学共同的哲学思想之一。《灵枢·岁露论》说："人与天地相参也，与日月相应也。""天"是独立于人的精神意识之外的客观存在，"人"是具有精神意识的主体，"天"与"人"之间存在着统一的本原、共有的属性、相似的结构及共同的规律。

《内经》"天人相应"学说，可以从两方面来探讨：一是从生态环境，即天地这个大宇宙的本质与现象来看"天人合一"的内涵；二是从生命这个小宇宙的本质与现象来看"天人合一"的内涵。

中国古代天文学是指以地球为参照物的天体运动学，即天球是地球理想化的扩大或缩小版。古代天文学认为天球南、北极所形成的天轴与地球南、北极所形成的地轴处在同一条直线上，其轴与公转轨道形成的夹角均成66.5°，因此，无论地球运行到公转轨道上的哪一个点，地轴与黄道平面的倾斜方向始终保持不变，北极总是指向北极星附近，这是天地感应最本质的表现（见文前彩图1）。此理论也得到现代天文学和磁力学理论的支持。现代天文学和磁力学理论认为，天球是一个巨大的磁体，天轴南北两极是南北磁极；地球居天体之问，是一个小磁体。地球南北两极也是南北磁极，分别与天体两大磁极发生磁感应，所以天地的轴心倾向相同，在一条直线上，这便是天地感应最根本的内涵之一（见文前彩图2）。《内经》所述五运六气的种种感应之道，统统建立在这个感应性上。这种感应性或磁力，都属于无形的能量，在中医学里名曰"气"。

天地气交的实质是天地人本源于一气，天人合一最重要的体现也是合于"气"。天、地、人三者是一气分布到不同领域的结果，因而是可以认知和掌握的。故人与万物，生于天地气交之中，人气从之则生长壮老已，万物从之则生长化收藏。人虽有自身特殊的运动方式，但其基本形式——升降出入、阖辟往来，是与天地万物相同、相通的。正如《素问·六微旨大论》所说："天枢之上，天气主之；天枢之下，地气主之；气交之分，人气从之，万物由之。"综上所述，太阳系中的天体运动与人体的功能密切相关，下面我们一起来了解一下与自然环境、与人体功能密切相关的太阳系星体。

## 一、太阳系的行星

说起生命，就不得不提到人类的家园——地球。地球是太阳系中唯一存在生命的星球。地球是太阳系中的一颗特殊行星，处在一个比较稳定和安全的宇宙环境中；其内部条件符合人的生存环境，有着适宜的温度、适合生物呼吸的大气、液态的水。研究地球生命不得不把它放在太阳系的角度分析，而研究太阳系就需要用到一门学科——天体物理学。天体物理学是利用物理学的技术、方法和理论来研究天体的形态、结构、物理条件、化学组成和演化规律。天体物理学相关学科单位中的太阳物理学、太阳系物理学、行星物理学等可为我们认识中医学运气学说的理论提供现代支持和帮助。

太阳系包括八大行星（按离太阳从近到远的顺序：水星、金星、地球、火星、木星、土星、天王星、海王星，见文前彩图3）以及至少173

颗已知的卫星、5颗已经辨认出的矮行星、数以亿计的太阳系小天体和哈雷彗星。其中，在运气学说中主要有3种系统：①地球与太阳、月球、五星（木星、火星、土星、金星、水星）的运行系统，即五星七曜系统；②地球与太阳的运行系统，即地日系统；③地球与太阳、月亮的关系，即日地月系统。

大多数人都知道古人根据太阳、月球的特性，将其命名为日、月，部分中医爱好者甚至还懂得一些日、月运动对人体的影响，但是说起中医学对金星、木星、水星、火星、土星五大行星的理解，大家就会挠头了。中医学五星七曜系统的五星就是指太白星、岁星、辰星、荧惑星、镇星，分别对应着金、木、水、火、土五星。

### （一）金星

古代称为太白星，就是大家心中所想的太白金星。太白星光色银白，亮度极强，是除太阳、月亮外，天空中最亮的星。正因为金星是地内行星，黎明见于东方，黄昏见于西方。因此《诗经》记载："东有启明，西有长庚。"其实启明星和长庚星都是金星时空中的不同状态。金星和火星到地球的距离接近，属于类地行星。且金星与地球的质量相似，也是太阳系中唯一一颗没有磁场的行星，不过金星表面温度很高，氧气非常稀薄，气压是地球的92倍，不适合生命生存。

### （二）木星

古代称为岁星，是因我国古代以木星的运行周期作为设定历法与计算时间的依据，早在《淮南子》《汉书》中就记载了木星在天空中运行1周约为12年，于是将周天分为12份，以木星所在之地作为纪年的标准。如大名鼎鼎的《兰亭集序》中："岁在癸丑。"木星是太阳系中体积最大、自转最快的行星，是一颗气态行星，表面有大量的氢气，没有固定的表面，大量氢气可提供燃烧。木星大红斑边缘的风速可达时速430km，是地球上16级超强台风风速的2倍。

### （三）水星

古代称为辰星，是距离太阳最近的一颗行星，也是太阳系中最小的行星，属于类地行星。从地球观察辰星最远不过 30°，一周天为 360°，分为十二辰，每辰 30°。水星的表面像月球一样拥有环形山盆地。由于水星距离太阳太近，没有表面大气，所以温度最高可达 440℃，最低时可达 -160℃，表面温差是行星里最大的。

### （四）火星

古代称为荧惑星，由于火星呈红色，荧荧像火，亮度常有变化；且在天空中运动，有时从西向东，有时从东向西，情况复杂，令人迷惑，所以我国古代称其"荧惑"，有"荧荧火光，离离乱惑"之意。火星和地球的形体构成最为相似，火星的大气以二氧化碳为主，大气密度是地球的 1%，非常干燥，平均表面温度在 -55℃。火星表面布满大量沙尘，悬浮在空中，经常会爆发沙尘暴，呈现一片干燥之象。

### （五）土星

古代称为镇星，其命名思路与木星类似，古人发现土星运行 28 年绕地球 1 周，因此每年土星会进入二十八星宿中的一宿，岁镇一宿，因此称为土星。土星气态以氢气、氦气为主，还有一定的甲烷气体，和木星比较相似。土星有一条非常漂亮的黄色光环，其主要成分是冰粒、岩石等。

## 二、地球的大气环流

说完了天体，我们就要了解我们生活的环境——地球。生命存在于地球上的生物圈内。地球表面存在着生物有机体的圈层就叫作生物圈（biosphere），包括大气圈的下层、整个水圈和岩石圈的上部（厚度约为 20km）。接下来我们重点说说大气圈和水圈。

大气圈由多种气体组成，如氧气、氮气、二氧化碳、水蒸气，生物种类包括能够飞翔的鸟类、细菌、昆虫等。水圈的范围包括地球上的全部海洋和江河湖泊。

生命活动离不开呼吸运动，而氧气存在于大气中，大气含氧量及其他参数的变化都会影响生命活动。接下来我们就大气的变化来谈谈大气环流。大气环流指地球大气层中具有稳定性的各种气流运行的综合表现。

表现为三圈环流，城市热岛环流，季风环流。受太阳辐射、海拔等影响，大气流动通常有温度、湿度、气压三个参数的变化。人类生活离不开呼吸运动，其根本是吸入氧气，氧气是氧化还原反应的基础，人体新陈代谢离不开氧气的参与。所以大气流动的异常直接关乎着人的身体代谢和疾病健康。

本书所讲运气学说六气中的厥阴风木、少阴君火、少阳相火、太阴湿土、阳明燥金、太阳寒水六气的变化，其根本是作用于大气的温度、湿度、气压的改变。而这些变化与七曜密切相关，即日、月、太白星、岁星、辰星、荧惑星、镇星（表1）。

表1　运气学说中的六气变化

| 六　气 | | 气压、湿度、温度 | 气候特征 |
| --- | --- | --- | --- |
| 厥阴风木 | 大气层（气流运动） | 高气压 | 风 |
| 少阳相火 | | 低气压 | 暑（闷热） |
| 太阴湿土 | | 湿度大 | 潮湿 |
| 阳明燥金 | | 湿度小 | 干燥 |
| 少阴君火 | | 温度高 | 高温 |
| 太阳寒水 | | 温度低 | 寒冷 |

## 三、地球的电场磁场

地球内部的电场（见文前彩图4）由大地电场和自然电场组成。前者主要是地球高层大气中的各种电流体系在地球内部所产生的感应电场；后者是地壳中的某些物理、化学作用引起的电场。

人也是带电体，心电图就是证明，现代医学通过测量心电信号的微弱变化获得心电图。电场与电场，电场与磁场之间都有联系，地球是一个大磁场大电场，电磁变化存在五种形式（频段）。现代研究表明，各频段通过分析后可以与木火土金水五态相关联。

地球自西向东自转必然造成地球内部磁场产生以自转轴为中线的逆时针方向的偏转流场，这或许就是地球存在磁偏角的原因，地球内部磁流场的稳定程度决定着磁偏角的稳态。人体是脚踏大地的电解质体，地球内部磁北极指向磁南极的磁流场必然会对人体产生影响。有研究表明：指南针放在头冲北、脚冲南俯卧位的人体中线上，指针N极会指向北偏西25°左右的方向，表明地球内部磁场透过人体对指南针产生了影响，其中偏转的25°角就是人体对指南针所产生的影响。人体内存在着左、右两侧对称的躯体经络，调控人体新陈代谢，或许就是人体的这种对称性经络结构决定着人体不像地球内部的磁场乱流一样毫无章法，而是呈现出人体功能的有序性。

太阳系的木、火、土、金、水五大行星都有各自能量的变化，体现在行星的颜色和光亮度上。其中木星光亮异常反映木运的变化，火星光亮异常反映火运的变化，土星光亮异常反映土运的变化，金星光亮异常反映金运的变化，水星光亮异常反映水运的变化（表2）。

表2　五星、五运、五脏的关系

| 五星 | 五运 | | 五脏 |
| --- | --- | --- | --- |
| 木星 | 木运 | 地球电场磁场 | 肝 |
| 火星 | 火运 | | 心 |
| 土星 | 土运 | | 脾 |
| 金星 | 金运 | | 肺 |
| 水星 | 水运 | | 肾 |

地球的磁场和电场变化会影响人体内的电磁能量和生物频率。人体的生物电场是一个复杂的系统，包括生物电信号在神经系统中的传递、心肌细胞的电生理活动等。这些生物电活动都受到外界电磁场的影响。当地球的磁场或电场发生变化时，会干扰人体的生物电场，从而影响人体的生理功能。具体来说，也就是地球的磁场变化可能会影响人体内的离子流动和细胞膜的通透性，从而影响神经递质的释放和细胞的代谢活动。这些变化进一步影响人体的内分泌系统、免疫系统等重要生理功能。例如，一些研究表明地磁场的扰动可能会影响人体的褪黑素分泌，从而影响人的睡眠质量和情绪状态。

此外，地球的电磁场变化还可能与一些健康问题相关。一些流行病学研究发现地磁场的扰动与心血管疾病、神经系统疾病等发病率有一定的相关性。虽然这些研究结果还需要进一步的验证和深入研究，但它们提示我们地球的电磁环境变化可能对人体的健康产生重要影响。

中医运气学说中五运对应五大行星的关系将会在下文中继续阐述。

## 四、行星对气候和病候的影响

《素问·气交变大论》中明确讲述了五大行星对气候和对人体的影响。现摘录原文并解读如下。

### （一）岁木太过

风气流行，脾土受邪，民病飧泄食减，体重烦冤，肠鸣腹支满，上应岁星。甚则忽忽善怒，眩冒巅疾。化气不政，生气独治，云物飞动，草木不宁，甚而摇落，反胁痛而吐甚，冲阳绝者，死不治，上应太白星。

木运太过的年份，自然界风气流行，身体中脾（属土）受其侵害。百姓多患消化不良的泄泻，饮食减少，肢体沉重无力，烦闷抑郁，肠中鸣响，肚腹胀满，这是由于木气太过而导致。此时，天空中岁星（木星）异常光明，故出现木气过于亢盛的征象。百姓甚至会容易发怒，出现头昏眼花等头部病症。这是土气无权、木气独胜的现象，好像天上的云在飞，地上的万物迅速变动，草木动摇不定，甚至树倒草偃。有的人会出现胁部疼痛，呕吐不止，冲阳脉绝，多死亡而无法治疗。此时，天空中太白星（金星）光明，为木胜则金气制之。

### （二）岁火太过

炎暑流行，肺金受邪，民病疟，少气咳喘，血溢血泄注下，嗌燥耳聋，中热肩背热，上应荧惑星。甚则胸中痛，胁支满，胁痛，膺背肩胛间痛，两臂内痛，身热骨痛而为浸淫。收气不行，长气独明，雨水霜寒，上应辰星。上临少阴少阳，火燔焫，冰泉涸，物焦槁，病反谵妄狂越，咳喘息鸣，下甚血溢泄不已，太渊绝者死不治，上应荧惑星。

火运太过的年份，则暑热流行，肺受火邪。百姓多患疟疾，呼吸少气，咳嗽气喘，吐血衄血，二便带血，血泻如注，咽喉干燥，耳聋，胸中热，肩背热。此时，天空中荧惑星（火星）异常明亮，故出现火热之气过于亢盛的征象。在人体甚至会有胸中疼痛，胁下胀满，胁痛，胸背肩胛间等部位疼痛，两臂内侧疼痛，身热肤痛，进而还会发生浸淫疮。这是金气不振，火气独旺的现象，火气过旺就会有雨冰霜寒的气候变化，这是火热之极，寒水来复导致的。此时，天空中辰星（水星）异常光明，此为火盛则水气制之。如果遇到少阴或少阳司天的年份，火热之气更加亢盛，有如燃烧烤灼，以致水源干涸，植物焦枯。百姓发病，多见谵语妄动，发狂越常，咳嗽气喘痰鸣，火气过盛于下部，则血从二便下泄不止。若太渊脉绝，多死亡而无法治疗。此时，天空中荧惑星（火星）异常明亮，这是火盛的表现。

### （三）岁土太过

雨湿流行，肾水受邪，民病腹痛，清厥意不乐，体重烦冤，上应镇星。甚则肌肉萎，足痿不收，行善瘛，脚下痛，饮发中满食减，四肢不举。变生得位，脏气伏，化气独治之，泉涌河衍，涸泽生鱼，风雨大至，土崩溃，鳞见于陆，病腹满溏泄肠鸣，反下甚而太溪绝者死不治，上应岁星。

在土运太过的年份，雨水多，湿气很重，肾脏会容易受到影响。这种情况下，很多人会感觉腹痛、四肢冷、情绪差，身体感觉沉重和烦躁，是土气过多的表现。此时，土星在天空中会异常明亮。有的人可能会出现肌肉萎缩和两脚无力的情况，甚至会有抽筋和疼痛的症状。土运太过还会影响身体对水湿的处理，造成体内水分过多，导致身体肿胀、饮食减少、四肢乏力。如果土气过旺，就会引发大范围的湿气，导致水源涌动、河流泛滥，甚至干涸的湖泊也会充满鱼类。一旦风气来报复，就会引发强风暴雨、堤防决裂、洪水泛滥，陆地上也会出现鱼类。这些情况下，人们容易腹部胀痛、腹泻、肠鸣，如果腹泻不止，可能会导致严重的健康问题，甚至死亡。此时，土星在天空中会异常明亮。

### （四）岁金太过

燥气流行，肝木受邪，民病两胁下少腹痛，目赤痛眦疡，耳无所闻。肃杀而甚，则体重烦冤，胸痛引背，两胁满且痛引少腹，上应太白星。甚则喘咳逆气，肩背痛，尻阴股膝髀腨足皆病，上应荧惑星。收气峻，生气下，草木敛，苍干凋陨，病反暴痛，胠胁，不可反侧，咳逆甚而血溢，太冲绝者死不治，上应太白星。

在金运太过的年份，干燥的气候会盛行，肝脏会容易受到外界或内部不良因素影响。这时，人们容易感到两侧肋骨和小腹疼痛，眼睛发红、疼痛甚至溃烂，听力也会下降。如果燥金之气过强，人们会感到身体沉重、烦躁，胸痛并扩散到背部，两胁感到胀满和疼痛。这时，金星在天空中会异常明亮。严重的话，还会出现喘息、咳嗽、呼吸困难、肩背和各个关节疼痛等问题。这些都与金气过于旺盛有关。当金气过盛时，水气就会减少，草木的生长就会受到抑制，枝叶会干枯。这种情况下，人们容易出现剧烈的胁肋疼痛，不能轻易翻身，咳嗽时会感到气逆，甚至可能出现吐血和鼻出血的情况。如果太冲脉减弱，可能会导致死亡，这时很难进行有效的治疗。此时，金星在天空中会非常明亮。

（五）岁水太过

寒气流行，邪害心火，民病身热烦心躁悸，阴厥，上下中寒，谵妄心痛，寒气早至，上应辰星。甚则腹大胫肿，喘咳，寝汗出憎风，大雨至，埃雾朦郁，上应镇星。上临太阳，则雨冰雪，霜不时降，湿气变物，病反腹满肠鸣，溏泄食不化，渴而妄冒，神门绝者死不治，上应荧惑、辰星。

在水运太过的年份，寒冷的气候就会盛行，这会损害人们的心脏健康。这时，很多人会感到发热、心悸、烦躁，四肢和全身都会感到冷，甚至会出现胡言乱语和无目的的动作及心痛的症状。如果寒冷的气候提前到来，那么天空中的水星就会异常明亮。水邪过盛会导致腹水、足部和胫部浮肿、气喘、咳嗽、盗汗和畏风等问题。当土气来报复时，会有大雨和尘土飞扬的情况，天空中的土星也会非常明亮。如果遇到严寒的冬天，雨、冰、霜、雪会不断下降，导致湿气盛行，很多物品都会变形。这种情况下，人们容易出现腹部胀痛、肠鸣、腹泻、消化不良、口渴等问题。如果神门脉减弱，可能会导致死亡，这时很难进行有效的治疗。此时，天空中的火星会变得暗淡无光，而水星则会异常明亮。

根据《素问·气交变大论》的内容，将年份、气候特点、病候、星象异常总结如下（表3）。

表3　年份、气候特点、病候、星象异常总结

| 年　份 | 气候特点 | 病　候 | 星象异常 |
|---|---|---|---|
| 岁木太过 | 风气流行 | 飧泄，食减，体重，烦冤，肠鸣腹支满 | 上应岁星 |
| 岁火太过 | 炎暑流行 | 疟，少气咳喘，血溢血泄注下，嗌燥耳聋，中热肩背热 | 上应荧惑星 |
| 岁土太过 | 雨湿流行 | 民病腹痛，清厥，意不乐，体重烦冤 | 上应镇星 |
| 岁金太过 | 燥气流行 | 两胁下少腹痛，目赤痛眦疡，耳无所闻。肃杀而甚，则体重烦冤，胸痛引背，两胁满且痛引少腹 | 上应太白星 |
| 岁水太过 | 寒气流行 | 病身热烦心，躁悸，阴厥，上下中寒，谵妄心痛，寒气早至 | 上应辰星 |

# 第2章 运气学说的源流及基本概念

## 一、源远流长的运气学说

"不通五运六气，检尽方书何济？"历代众多医家都曾发出过如此的感慨。纵观历史，诚然也。

五运六气学说，又称运气学说，是我国古代先贤探究自然气候变化规律，及其对人体的生理功能、病理状态、疾病的易感性及防治规律、养生思路影响的经典理论体系，对中医学理论发展有着举足轻重的作用。然而，因其理论高深难懂，且与多门学科交叉，被称为"医门之玄机"，又因其字字珠玑、言言金石被称为"医籍之至宝"。其内容之广泛，《类经》对其描述可谓恰当："上极天文，下穷地纪，中悉人事，大而阴阳变化，小而草木昆虫，音律象数之肇端，脏腑经络之曲折，靡不缕指而胪列焉。"历代多有医家认为此乃"大道玄机""治病之要"，并终其一生穷研其理，这也充分说明了其在中医学中的地位和重要性。但是运气学说均有"答问纷糅，文辞古奥"的特点，导致"读者难知"，医家和读者们学习此学均非易事。

运气学说的形成历史悠久，可以追溯到六千年以前，中国古代天文学为其理论渊源。时值农耕文明时代，人们以种植农作物及畜牧业为生，只有顺应天道时节，农作物才会丰收。因此，研究天文历法，从小论对农耕具有重要意义，从大论与国家统治的稳定密不可分，正如顾炎武在《日知录》所言："三代以上，人人皆知天文。"运气学说就是在汲取古代天文气象学知识后逐渐形成的。

五运六气学说源于中医经典《内经》运气七篇大论，包括《素问·天元纪大论》《素问·五运行大论》《素问·六微旨大论》《素问·气交变大论》《素问·五常政大论》《素问·六元正纪大论》《素问·至真要大论》。

其内容还存在于《素问·刺法论》《素问·本病论》两部遗篇中；此外，《素问·六节藏象论》《素问·阴阳应象大论》《灵枢·九宫八风》均有记载。

运气七篇在唐代之前，因战乱原因已经失传。庆幸的是，唐代名医王冰从其老师收藏的"秘本"中发现了"七篇大论"，"恐散于末学，绝彼师资，因而撰注，用传不朽。"遂对其进行了详细的考校与批注，才使得这一学说内容重现人间。王冰补入的七篇大论，从文字篇幅上看，占据《内经》全部文字的 1/3 以上。也有学者认为运气七篇为王冰所编著而非原文，但不论如何，随着运气七篇的问世，运气学说已经成为中医学极具特色的理论之一，并在中医学中占有重要地位，后世影响深远。

宋金元时期，运气学说逐渐发展繁荣。宋代是运气学说发展历史上的一个重要时期，重视程度可以说达到顶峰。因统治者的推崇支持，由政府主持编撰的《圣济经》与《圣济总录》将运气学说置于突出地位，并将五运六气学说作为太医局的必授课程和考试科目之一。但这也出现了部分问题，如沈括在《梦溪笔谈》提出："今人不知所用，而胶于定法，故其术皆不验。"对不结合病情而刻板地运用运气学说进行推演的做法提出了批评。陈言进一步根据各年运气的不同特点和所主病症，将运气发病规律和治疗原则落实到具体的方药上。其所著的《三因极一病证方论》，创立了运气十六方，弥补了《内经》中仅给出五运六气学说治疗原则而无方药的缺憾，对后世理解《内经》运气理论和配方法度具有重要的指导意义。

金元时期的代表医家首推金元四大家及张元素，他们均在研读《内经》五运六气学说的基础上，将其运用于临床，形成独树一帜的学术观点，使运气理论出现了百家争鸣的局面。张从正著《儒门事亲》，反对照搬五运六气理论，如"以年定气""以气定病"的刻板做法，创作运气歌，提出灵活看待岁气、岁运与发病的关系。

明代学者则在前人基础上进一步发展了运气学说，李延昰《脉诀汇辨》、张介宾《类经图翼》、张志聪《本草崇原》、唐宗海《本草问答》、吴瑭《温病条辨》等均对运气学说进行了发挥。至清代，黄玉璐、彭子益等名医进一步发挥五运六气学说，创立"一气周流""圆运动学说"等学术观点，对中医运气学说做出了创新贡献。黄玉璐在继承运气学说核心思想的基础上，将自然界之五运六气与人体脏腑相关联，从天人合一的角度构建理论模型，并以气的升降浮沉阐述脏腑气化特点，描绘人体的生化运演过程。

近现代时期，运气学说经历了从中落到复兴的过程，由于社会、战争等方面的影响，中医学的传承、发展、应用长期处于低迷阶段。运气学说亦受到较大影响，逐步走向衰落。不仅研究者大大减少，研究内容亦乏善可陈。同时，由于五运六气学说被认为过于玄虚与过于机械，导致其被视为糟粕而遭摒弃。在当时，人们对运气学说有存、废两种意见，中医学院的教授们在制订教材中如何处理这部分的内容也出现了争议。最后折中的意见是将运气学说以附篇的形式列于书末，由学生根据自己的兴趣加以取舍。对运气七篇是否是《素问》原文也采取回避方式。1966年，恰逢时局动荡，以至于相当长的一段时间内各大中医药院校几乎均未开设此课程。20世纪70年代末，运气学说才又重新得到重视。这次运气学说不仅在中医界得到众人青睐，还引起了其他学科人士的浓厚兴趣和重视。20世纪80年代以来，对运气学说持肯定态度的学者从理论文献和实际验证两方面来证实运气学说的科学性。中医大家任应秋所编著的《五运六气》，认为"运气学说是中医学在古代探讨气象运动规律的一门科学"，即中医气象学。方药中先生在其著作《黄帝内经素问运气七篇讲解》中认为，运气推算的"干支格局"，是古人对天象、气候、物候、病候长期观测的总结。它吸取了当时天文、地理、历法、哲学知识，运用阴阳五行和干支的排列组合形式加以表述。但是，运气推算只是部分内容，故用现代气象验证的符合率来评价运气学说的价值较为片面。

近年来，随着中医学世界化与现代化的发展，学界也越来越重视对中医经典理论的学习。中医学界掀起了研究经典、回归经典的热潮，对五运六气学说的学习、研究方兴未艾。2016年五运六气入选全国中医药行业高等教育"十三五"规划教材，并由中国中医药出版社出版了《五运六气概论》。

运气学说是中医学的源头、基础与核心，先有天地自然，后有人类。用现代科学的话说就是，生物圈是生命存在的前提，而中医学作为具有整体观的自然科学，必须先了解宇宙的自然变化规律。运气学说中的天文历法知识就是阐述宇宙的自然变化规律对人类生命的影响，故运气学说在《内经》甚至整个中医学历史上备受推崇。正如清代医家高世栻所言："五运六气，实乃医学之本源，神农本之而著药性，轩岐本之而著《内经》，仲景本之而著《伤寒》《金匮》。"因此，上知天文，下知地理，中晓人事是学好中医的不二法门。《素问·气交变大论》曰："夫道者，上知天文，下知地理，中知人事，可以长久。"《素问·宝命全形论》曰："人以天地之气生，四时之法成。""人能应四时者，天地为之父母。"言明人秉天地之气而生，依赖自然正常气候而长，人和自然合二为一，人与天地之气息息相通。在一年四季转换中，人要顺应四时，顺时则养，逆时则病。人体阴阳气血，应时而变，天地有四时气候、昼夜晨昏之变换，天地阴阳日有所变，人亦应之。因此了解运气学说，不仅可推算出疾病发生的规律，还可根据推测疾病的发生与流行，精确到具体的病变脏腑，对于临床辨证具有重要的指导意义。此外，运气学说对养生亦很重要，其在天人合一的指导下，建立起应时宜地的防灾避邪理论系统。五运六气的"顺时气，善天和"养生理论，具有丰富性和实践性。王冰在《玄珠密语·序》中称"可以修养五内，资益群生"。因此，不论是渊源、历史、学科，还是具体内容，运气学说确实是值得弘扬的中华民族文化之瑰宝。

随着医疗水平的进步和科技的发展，目前社会上出现了各种各样的养生馆、养生会所，还有养生讲堂等，但大部分仅停留在技术层面，并未因时制宜，即未遵守运气学说中的自然规律，所以严格来说还不符合《内经》的养生之道。想要达到中医学所说养生，需在运气学说理论的指导下，按照宇宙万物物候规律，进而根据个人具体情况去进行养生，正如《素问·四气调神大论》中所讲的春、夏、秋、冬四时养生，就是在运气理论指导下进行的。因此，养生应该遵守宇宙万物之法则。学习运气学说，正是了解先天体质、生理功能、病理状态、疾病易感性及防治规律、养生思路的方法，这样的养生才能做到真正的天人合一。

## 二、运气学说的基本概念

### （一）阴阳五行

在介绍运气学说的基本概念前，先了解一下阴阳五行的基本含义。阴阳五行，包含了阴阳学说及五行学说，是古代先贤认识宇宙自然事物的一种思维方式，是我国古典哲学的核心。

阴阳的最初含义是很朴素的，用来表示阳光的向背，向日为阳，背日为阴，后来引申为气候的寒暖，方位的上下、左右、内外，运动状态的躁动和宁静等（见文前彩图5，表4）。中国古代的哲学家们进而体会到自然界中的一切现象都存在着相互对立而又相互联系的关系，即对立统一。于是，就用阴阳的概念来解释自然界中对立和相互消长的物质势力，并认为阴阳的对立和消长是事物本身所固有的，万事万物均可通过阴阳进行一分为二，正如《素问·阴阳离合论》所载："阴阳者，数之可十，推之可百，数之可千，推之可万，万之大，不可胜数，然其要一也。"因此，阴阳的对立和消长是宇宙的基本规律。

表4 阴阳特质

| | 阳 | 阴 |
|---|---|---|
| 特质 | 活跃的、无形的、向外的、向上的、温热的、明亮的、积极的 | 沉静的、有形的、向内的、向下的、寒冷的、灰暗的、消极的 |
| 示例 | 日、天、昼、火、男 | 月、地、夜、水、女 |

简而言之，阴阳概况了世界上一切事物都具有的两种既互相对立又互相联系的属性。《易传·系辞上》载："一阴一阳之谓道。"

五行学说也是古代先贤认识世界的一种哲学思想。它以日常生活的五种物质"木、火、土、金、水"（见文前彩图6，表5）作为构成宇宙万物及各种自然现象变化的基础。

表5 五行对应关系

| 五行 | 五味 | 五色 | 五音 | 五气 | 五方 | 五化 | 五季 | 五脏 | 五腑 | 五官 | 五体 | 五志 | 五液 |
|---|---|---|---|---|---|---|---|---|---|---|---|---|---|
| 木 | 酸 | 青 | 角 | 风 | 东 | 生 | 春 | 肝 | 胆 | 目 | 筋 | 怒 | 泪 |
| 火 | 苦 | 赤 | 徵 | 暑 | 南 | 长 | 夏 | 心 | 小肠 | 舌 | 脉 | 喜 | 汗 |
| 土 | 甘 | 黄 | 宫 | 湿 | 中 | 化 | 长夏 | 脾 | 胃 | 口 | 肉 | 思 | 涎 |
| 金 | 辛 | 白 | 商 | 燥 | 西 | 收 | 秋 | 肺 | 大肠 | 鼻 | 皮 | 悲 | 涕 |
| 水 | 咸 | 黑 | 羽 | 寒 | 北 | 藏 | 冬 | 肾 | 膀胱 | 耳 | 骨 | 恐 | 唾 |

五行各有不同属性。"木曰曲直",指树木的枝条具有生长、柔和、能屈能伸的特性,进而引申为具有生长、升发、条达、舒畅等性质或作用的事物和现象。"火曰炎上",指火具有炎热、上升、光明的特性,进而引申为具有温热、上升、光明等性质或作用的事物和现象。"土爱稼穑",这个稍微有点难理解,稼为种植庄稼,穑为收获庄稼,进而引申为具有生化、承载、收纳性质或作用的事物和现象。"金曰从革",从为顺从,革为变革,即金质地虽刚硬,可作为兵器杀戮,但经炼造后又可改变形状,进而引申为具有沉降、肃杀、收敛等性质或作用的事物与现象。"水曰润下",指水具有滋润、下行的特性,进而引申为具有滋润、下行、寒凉、闭藏等性质或作用的事物和现象。

五行间存在相生相克的关系,具体为木生火、火生土、土生金、金生水、水生木;金克木、木克土、土克水、水克火、火克金(见文前彩图7)。其中顺时针紧挨着为相生,顺时针相隔为相克。这在下面的内容中特别重要,为中医学的基础,大家一定要牢牢记住。

### (二)运与气

中医的哲学基础是天人相应、天人合一,其中最能体现的就是运气学说。五运六气是大自然气候变化运行规律,五运六气也来源于天文和地理及其对人体的统一。五运本于物候,生长化收藏。六气本于气候,风寒暑湿燥火。合起来统称之"五运六气",因此有"人以天地之气生,四时之法成"的说法。

中医学最初是通过天文历法来研究气候、物候和病候的,《素问·病能论》载:"《上经》者,言气之通天也。《下经》者,言病之变化也。"此时中医学所说的五脏,实则就是不同年份不同季节中同气候、物候相关联的病候。《素问·六节藏象论》载:"春胜长夏,长夏胜冬,冬胜夏,夏胜秋,秋胜春,所谓得五行时之胜,各以气命其脏。"特定的先天禀赋、特定的心神意志状态,在特定的气候下,会产生特定的疾病。五运六气辨证,就是时间医学,其本质按现代说法可归结为生物钟理论。五运通应于天上的五大行星,五星产生五行,五行产生五运六气。主气反映的是地球公转所形成的气候周期,客气反映的是日月五星登天梯运动变化

## 第 2 章 运气学说的源流及基本概念

形成的气候周期。因此主气年年相同，客气岁岁相异。

这就是天气和地气，阴阳之气互相交融所产生的气交的气化环境。正是这个气交的环境，五运六气才有了判断人体生命节律的功能。地支记录了大地气候的温度、湿度、风力的变化，并记录了由这种变化而产生的五行之气分布规律，从这个排列规律中说明了地上五行之气对人体的影响。地球大气层属于地气的一部分，太阳和地球相互作用，由太阳发出光和热，为地球气候带来规律性变化。

五行是天上五星（木星又叫岁星，火星又叫荧惑星，土星又叫镇星，金星又叫太白星，水星又叫辰星）运动而成。按照太阳系内行星的排列，地球位于金、木、水、火四大行星中间（见文前彩图3），但在天干的五行性质排列中，本应属于地球的位置却被土星占据了，地球在五行的性质中，和土星的性质一样，同属于土。这样，土星不但表示自己的五行属性，也代表了地球的五行属性，因而就有了五行的时间模型和方位模型。

中运是由五星运动节律造成的五气轮流统治，按照天干周期规律，每一统运之气均管辖一年时间，由于太阳不停运动，每一年的统运之气都会发生相应的变化。这种内部的变化状态，同样会产出五行性质，百姓按照统运之气在运动中发生变化所制造出来的性质特征，将其划分为五个不同时段，按照顺序，这五个时段分别称为初运、二运、三运、四运、五运，由于金气、木气、水气、火气、土气轮流各占一运，所以这五运也分别体现为金运、木运、水运、火运、土运。根据五星离地球的远近，产生中运的太过和不及，离得近就是太过，离得远就是不及，又根据五行的太过不及产生了十天干。

根据五大行星的影响，古人创造了天干系统，有阴干与阳干，阳干表示太过，阴干表示不及，又产生了五行的概念，五行也容纳在天干里。

如果十天干代表天气，那么地气的十二支则是根据月球围绕地球转12圈得来。天气下降为五行，地气中风、寒、暑、湿、燥、火上升到天，化为三阴三阳，这就是天气下降，地气上升。在气交形成不同比例，根据每年不同，干支所形成的天气与地气也有不同的组合，这些组合恰好有60个，所以称为六十甲子，是天气与地气之间谁多谁少混合的结果，天气以六十甲子为周期，循环变化，所以天干地支的实质不只是用来记录时间的，更重要的是记录天气与地气的状态。这种混合状态就形成了地上的气候特点，这种气候特点对人体也产生了相应的影响，也就是人体内部气的化身。

一年中月亮绕地12周，故有十二地支，地支表示地气。换句话说，天干和太阳有关系，地支和月亮有关系，即天干是太阳的节律，地支是月亮的节律，月亮就代表阴。一年中，月亮围绕地球转12周，就形成了地上六气的变化，六气的变化即地上的气化节律。也就是说，地支揭示的是地气的运动规律，所以运气七篇所讲的内容才叫作五运六气。

地气的五行性质，是地球吸收太阳的光和热后，由大气层与地表层的温度变化共同产生，无论是年支、月支、日支、时支，体现的都是大气层温湿度与地表层温湿度相互作用的过程规律。由于月支与时支的变化程序最为明显，最容易被人们感受和认识，所以只要认真的了解月与时的地支变化，就可以从中认识年支与日支的相应变化过程。

年支的程序表达了一个以12年为周期的五气循环过程，日支的程序表达了一个以12天为周期的循环过程。由于地气的产生主要来源于太阳的光和热，早在远古，人们就已经发现地球对太阳能量的吸收并不是每一年都等量相同，而是有多有少，存在一个以12年为周期的量变过程。地球每一年吸收的太阳能量也在发生变化，同样是以12天为周期的量变过程。

六气为五运之魂，五运是六气之魄（表6）。天有六气，地有五运。实际上，六气是大气层层面的变化，五运是地球电场磁场的变化，二者之间的联系，我们可以从大气电离层角度分析。电离层是地球大气的一个电离区域，受太阳高能辐射及宇宙线的激励而电离的大气高层。60km以上的整个地球大气层都处于部分电离或完全电离的状态，电离层是部分电离的大气区域，完全电离的大气区域称磁层。在电离层顶部，大气异常稀薄，电离的迁移运动主要受地球磁场的控制，称为磁层。

表6 六气与五运关系

| 六　气 | 五　运 |
| --- | --- |
| 厥阴风木 | 木运 |
| 少阴君火* | 火运 |
| 少阳相火* | |
| 太阴湿土 | 土运 |
| 阳明燥金 | 金运 |
| 太阳寒水 | 水运 |

*.火分为二，君火和相火

# 第 3 章　运气学说的基础知识及推算

## 一、五运六气的天文历法基础

"天人相应"理论是在我国古代"天人合一"的哲学背景下逐步发展演化形成的，吸收了天人和谐的哲学思想，又综合了当时天文、地理、物候等自然科学的成就，用于说明人体的生命活动规律。"天"指的是人类赖以生存的整个宇宙，即人类生存的时空环境，主要指由于太阳与地球相对运动所形成的四季气候、昼夜更替及其他行星的运动对地球产生的影响等。所谓"天人相应"是指人在长期进化过程中形成的一系列生理调控机制与宇宙的时空变化规律相通应。

### （一）天干与地支的起源

运气学说是《内经》中阐发的独特的天人理论，以天人相应的整体观为指导思想，以阴阳五行为理论基础，以天干和地支为演绎工具，研究天时气候变化的规律及其对人体生理、病理的影响。运气学说被认为是中医学理论的核心，其内容除了涉及医学，还包括天文历法、地理、气象、物候，甚至农学等，堪称一部大百科全书。因此，运气学说除了在中医学有着重要的地位，在自然科学和社会科学方面也有很高的价值，是传统文化宝库中的优秀经典。运气学说对中医学有着重大影响，在传统文化中具有不可估量的价值，却受到冷落，原因之一是掌握传统天文历法知识的人越来越少，以致大家越来越不理解运气学说的深层道理，进而很少用于指导临床实践。

因此在了解运气学说之前，我们需要了解天干和地支，简称干支，也就是我们所说的十天干和十二地支。

在运气学说中，对不同时间周期的表达和计算，都是靠干支历法来实现的。因此运气学说与干支历法，有着密切的关系。对干支历法的来源有了深刻的认识之后，才会比较容易理解《内经》中五运六气的天文背景。干支这个称呼在东汉以前并不存在；在西汉时期，被称为十母、十二子。东汉时的《白虎通义》一书，最早出现"干枝"二字，这个枝是树枝的枝，意思是，树干是母，树枝是子。而我们今天所说的干支，见于东汉王充所著《论衡》。

**1. 天干的起源**

十天干指甲乙丙丁戊己庚辛壬癸，最初来源于古代的十月太阳历。

十月历是将一年分为 10 个月的阳历历法，是完全依靠观察太阳的运动来制定的历法，在古代又被称为"十日"。在《山海经·大荒南经》中载："东南海之外，甘水之间，有羲和之国。有女子名曰羲和，方日浴于甘渊，羲和者，帝俊之妻，生十日。"这段话的意思是说，帝俊时代的天文官是羲和，他（她）掌管的历法是十月历。在《周礼·春官》中载："冯相氏掌十有二岁，十有二月，十有二辰，十日，二十有八星之位。"周代的天文官叫冯相氏，他的工作职责就包括编订十月历。十月历是我国古代一种早期的历法，与农业生产有密切关系。我们知道，农业直接与太阳的运动状态有关系，不同季节有不同温度，直接影响作物的生长。可以说，没有太阳历，就没有农业。

十月历的每个月都有 36 天，全年 10 个月就有 360 天，地球围绕太阳公转运动，每个回归年的长度约为 365.24 天，故回归年多出 5~6 天。在十月历中，把多出的天数算作过年日，而不单独算在某个月里。十月历是纯太阳历，与月相没有关系，也没有大小月之分，这使得历法的计算和施行相当方便。

在十月历中，用十天干来表示每个月的月名。例如，第 1 个月叫甲月，第 2 个月叫乙月，以此类推。具体来说，在十月历中，每个回归年分为五个时节，分别是春、夏、长夏、秋、冬，分别对应五行的木、火、土、金、水。由于十月历的每个时节包括 2 个月，因此，十月历每个月的五行属性为甲乙属木、丙丁属火、戊己属土、庚辛属金、壬癸属水。这也是十天干的五行属性。十月太阳历中每月 36 日，分为上、中、下旬，每旬 12 日，以十二地支"子、丑、寅、卯、辰、巳、午、未、申、酉、戌、亥"来表达。经后世的发展，十二地支又化为十二生肖，子鼠丑牛、寅虎卯兔、辰龙巳蛇、午马未羊、申猴酉鸡、戌狗亥猪，因此十二地支又与年联系在了一起。在《史记·律书》中载："甲者，言万物剖符甲而出也；乙者，言万物生轧轧也……丙者，言阳道着明，故曰丙；丁者，言万物之丁壮也，故曰丁。庚者，言阴气庚万物，故曰庚；辛者，言万物之辛生，故曰辛。"意思是说，甲代表种子破甲而出的时候，乙代表万物萌生的时候，丙代表天气明亮，丁代表植物状茂等。总之，从甲到癸的十个时节表明了作物生长和天气变化的周期。在《汉书·律历志》中也有类似的十天干的含义，都说明十天干原本就是表示一年中各个时节的。

此外，按照传统哲学理念"一阴一阳之谓道"，十月历中的10个月，十天干也是阴阳相间的，按照单数月属阳、双数月属阴，分为甲丙戊庚壬为阳，乙丁己辛癸为阴。值得一提的是，天干的出现早于地支，上溯至夏商，国君的姓名即以天干命名，如商代是十大部族邦联制的一种社会构型，商王王系全都是用天干十个字来标注的，享有国际声誉的著名学者王国维第一次发现甲骨文中的天干十字竟然和商王王系表所用的称号对应，如大名鼎鼎的商纣王，其本名为帝辛。

**2. 地支的起源**

十二地支指子、丑、寅、卯、辰、巳、午、未、申、酉、戌、亥。最早来源于一年包含12个月的阴阳合历。现行的农历就是这种阴阳合历。

古代先贤早就注意到，月亮有圆缺的变化，其周期是29天上下，并将此称为朔望月的周期（见文前彩图8）。这样一来，一个回归年大约包含12个朔望月。百姓就设置大小月，大月有30天，小月有29天，通过间隔设置大小月，就能让历法中的每月平均长度尽量接近朔望月周期。12个大小月各半的朔望月，其长度为354天左右，与回归年的长度365天多相比，少了11天多。假如，一个农历年是12个月，阴历和阳历就相差11天，那么经过3年的时间，阳历就比阴历多出33天，也就是1个月。于是，就把这多出来的1个月，设置为闰月，这样就可以使阴阳合历一年的平均长度与回归年相近。在先秦时代，就出现了十九年七闰月法。

阴阳合历的一年12个月，用十二地支来表示，它们的名称是子月、丑月、寅月等。闰月不单独占用某一地支的名称。古人通过观察北斗星斗柄的指向，来校正由于置闰造成的历法月与十二地支之间的对应误差，这就是"斗建月"。《淮南子·天文训》中载："帝张四维，运之以斗，月徙一辰，复返其所，正月指寅，十二月指丑，一岁而匝，终而复始。"《史记·律书》中载："子者，滋也；滋者，言万物滋于下也。""丑者，纽也。言阳气在上未降，万物厄纽未敢出也。"从汉字来看，与十干相似，十二支也分别对应了一年不同时节的物候。

可见，十干和十二支，都可以用来表示一个回归年中的各个时段，二者的性质是类似的。十二支代表的是以月亮的圆缺变化周期为依据的月，而十干代表的是只与太阳运动有关的十月太阳历。按照传统，日为阳，月为阴，天为阳，地为阴。因此，十干又称作天干，十二支又称作地支。

**3. 干支纪历**

从中国古代沿用至今，是与历法有关的时间单位，主要有年、月、日、时。这些时间周期都来自于人们对日月星辰运行的观察。而天体之间的运行周期很难呈现整数倍关系，因此，制定历法的主要任务就是协调年、月、日、时之间的长度关系，并以不同的名称来区分它们。给年、月、日、时分别命名的方法，就是纪年法、纪月法、纪日法和纪时法，统称纪历法。干支由十天干和十二地支组成。干支按顺序配对，从甲子开始，共有60个组合，统称为六十甲子。在纪历中可分别用干支对的60个组合，对年、月、日、时进行纪历。因此在年、月、日、时这四个层面上，将分别形成60个周期。

我国传统的纪历法有很多种，如帝王纪年法、生肖纪年法、岁星纪年法。在历史上，用干支来纪历，并不是一步到位形成的。干支纪日的连续记载最早是在春秋时期的鲁隐公三年（公元前720年），二月己巳日，从那一天开始至今2700多年，每一天都有干支与其对应，从来没有中断过。汉章帝元和二年（公元85年），皇帝下令在全国推行干支纪年，这时干支纪年被固定下来，一直延续至今。近2000年以来，每一年对应一个干支。至于用干支来纪月和纪时，则是在古代占星术较发达的唐代后才开始流行。到了宋代，在星命学中开始以人出生的年、月、日、时干支进行排盘，合为"八字"来做预测。

### （二）《内经》中的历法

中医现存最早的医学专著《黄帝内经》中有很多历法的知识，它们是运气学说的天文基础。以《素问·六节藏象论》为例，其中既出现传统的四分历，即一岁长度为365又1/4日的阴阳合历法，还出现了岁长360日的十月太阳历法。

在该章的开始，黄帝与岐伯讨论天文问题："黄帝问曰：余闻天以六六之节，以成一岁；人以九九制会，计人亦有三百六十五节，以为天地，久矣，不知其所谓也？"黄帝想知道天、地、人三者之间相通应的地方在哪里。岐伯回答："夫六六之节、九九制会者，所以正天之度、气之数也。天度者，所以制日月之行也；气数者，所以纪化生之用也。"岐伯说六六之节、九九之会，都说明天象运行和万物生长的道理。这里，岐伯提出两个概念，即"天之度"与"气之数"。其中，天度是指从天象上观察日月周天运动的情况。气数则是从历法上看它们运行的周期，及这个周期如何反映在万物生长的节律中。

岐伯答道："天为阳，地为阴，日为阳，月为阴，行有分纪，周有道理，日行一度，月行十三度而有奇焉。"这指出日、月是最重要的天象，前者的运动规律决定了阳历，后者的运动规律决定了阴历。具体来看，"日行一度"说的是，太阳在黄道上每天自西向东运行1度。我国古代一直把一个圆周的角度定义为365又1/4度，这个数值就来自于太阳在黄道上运动的天数，因此称为"天度"。"月行十三度而有奇焉"表明，月亮在天空中每天自西向东运动13度多一点。因此，月亮每天运动的速度，要比太阳快。如此一来，从日月合朔开始，经过1个月的时间，月亮就又从西边追上太阳，再次合朔。这段话表明《内经》中的历法考虑到月亮的运动和变化，有阴历的成分。

岐伯接着说："故大小月三百六十五日而成岁，积气余而盈闰矣。立端于始，表正于中，推余于终，而天度毕矣。"这段话说的是一个基于

365 日的历法制度，其中有多余的日子形成闰月。这种制度从基准点开始，中间进行校正，并在结束时处理多余的日子，从而完成天体运行度数的计算。"立端于始，表正于中"指的是古人用圭表测日影，从而测定一个回归年，也就是阳历一岁的长度，即"三百六十五日而成岁"。由于 12 个朔望月仍不能达到一岁的时间长度，于是"积气余而盈闰矣"，这里的"气"指的是阳历一岁，比 12 个朔望月要长 11 天左右，称作"气余"，经若干年的积累之后，就必须置闰月了，此乃"盈闰"。这些内容正是阴阳合历的规则。《内经》成书于汉代，那时的历法认为一岁长度为 365 又 1/4 日，对应天空中的黄道长度，也是 365 又 1/4 度，也就是"天度"。古人习惯把冬至时刻作为一岁的岁首，太阳在黄道上的运动也从冬至点开始，经过 365 天，运动了 365 度，剩下来 1/4 度的余数，古人习惯将其放在黄道的最后，这就是"推余于终"的道理。

听完岐伯的回答，黄帝接着问："余已闻天度矣，愿闻气数何以合之？"意思是说，日月在天上的运动我很清楚了，那么在历法上是如何体现的呢？"岐伯曰：天以六六为节，地以九九制会。"岐伯用"六六"和"九九"来表示两种历法，即十月太阳历和阴阳合历。这两种历法正是运气学说的天文历法依据。

岐伯接着说："天有十日，日六竟而周甲，甲六复而终岁，三百六十日法也。"这里重点指出一种与前面阴阳合历不同的历法，即"三百六十日法"。我们知道，十月太阳历的 10 个月总长就是 360 日。这里所谓的"六六"，并不是 6＋6，而是 6×6，等于 36，这 36 实际上就是十月历中 1 个月的日数。因此在《内经》中用"六六"指代十月太阳历。由于十月太阳历是纯阳历，因此用天来指代。同理，岐伯所说的"九九"也不是 9＋9，而应该是 9×9，等于 81。他用 81 这个与朔望月长度有关的特殊数字，来指代阴阳合历。因为前面已经强调过"天为阳，地为阴"，所以这里的"地"是指包含阴历成分的阴阳合历。

在这段对话中，岐伯用"天以六六为节，地以九九制会"概括了两种历法，即纯阳历和阴阳合历。可见，《内经》具有扎实的天文历法基础。

## 二、干支纪年法

古人推论运气学说的基础为天体运动，工具为干支。干支为十天干和十二地支的简称。干支甲子，是我国古代计算年、月、日、时的次序及推算五运六气变化的代表符号。天干的第一位是甲，地支的第一位是子，二者配合起来便是甲子。从甲子开始，依次推算到癸亥，共得60次，便称为一周或一甲子。60年后（癸亥止）又复从甲子纪年起，用以纪年。从甲子年开始到癸亥年，共60年为一周期，也就是我们所说的"六十甲子"。正如《素问·六微旨大论》云："天气始于甲，地气始于子。子甲相合，命曰岁立，谨候其时，气可与期。"甲子中的天干，主要主五运的盛衰，甲子中的地支主要司六气的变化，所以讲述五运六气，离不开干支甲子。

### （一）十天干

十天干是甲、乙、丙、丁、戊、己、庚、辛、壬、癸的总称，简称"十干"。"干"有个之意，如《汉书·食货志》云："干，犹个也。"天干的次第先后，不仅是指一个数字符号，还包含着万物由发生，而少壮，而繁盛，而衰老，而死亡，而更始的含义在内。故古人用十干来纪月的次第。兹将《史记·律书》和《汉书·律历志》的解释总结见表7。

表7 《史记·律书》与《汉书·律历志》关于天干的解释

| 天　干* | 《史记·律书》解释 | 《汉书·律历志》解释 |
|---|---|---|
| 甲 | 万物剖符甲而出也 | 出甲于甲 |
| 乙 | 万物生轧轧也 | 奋轧于乙 |
| 丙 | 阳道著明 | 明炳于丙 |
| 丁 | 万物丁壮 | 大盛于丁 |
| 戊 | 万物茂盛也 | 丰懋于戊 |
| 己 | 万物辟己也 | 理纪于己 |

（续表）

| 天　干* | 《史记·律书》解释 | 《汉书·律历志》解释 |
|---|---|---|
| 庚 | 阴气庚万物 | 敛更于庚 |
| 辛 | 万物之辛生 | 悉新于辛 |
| 壬 | 阳气任养万物于下 | 怀妊于壬 |
| 癸 | 万物可揆度 | 陈揆于癸 |

*.甲，万物像剖开符甲般破壳而出，气在甲日最为旺盛；乙，万物在乙日犹如努力生长的小苗，生机勃勃；丙，阳光显著的照耀，光明灿烂，在丙日最为显著；丁，万物在丁日成长壮大，非常茂盛；戊，戊日时，万物已经长得丰满茂盛；己，万物在己日已经形成条理和规律；庚，庚日时，阴气开始兴起；辛，万物在辛日都已经收敛更新，呈现出一派新气象；壬，阳气在壬日开始蓄养，就像怀孕一样，等待新生；癸，在癸日，万物都可以被揆度、衡量，呈现出一种可预测的状态

## （二）十二地支

十二地支是子、丑、寅、卯、辰、巳、午、未、申、酉、戌、亥的总称，简称十二支。古人将十二支分别以纪月，一岁十二个月，每月各建一支，即正月建寅，二月建卯，三月建辰，四月建巳，五月建午，六月建未，七月建申，八月建酉，九月建戌，十月建亥，十一月建子，十二月建丑。从阴阳属性上看，日为阳，月为阴，阳为天，阴为地，十二支以纪月成岁，故称十二地支。十二支的次第先后，与十干具有同一意义，仍在说明事物发展由微而盛，由盛而衰，反复变化的进展过程。

兹将《史记·律书》和《汉书·律历志》的解释总结见表8。

表8　《史记·律书》与《汉书·律历志》关于地支的解释

| 地　支* | 《史记·律书》解释 | 《汉书·律历志》解释 |
|---|---|---|
| 子 | 万物滋于下 | 孳萌于子 |
| 丑 | 纽芽于丑，未有所出 | 纽牙于丑 |
| 寅 | 万物始生蚓然也 | 引达于寅 |
| 卯 | 万物茂 | 冒茆于卯 |
| 辰 | 万物之蜄 | 振美于辰 |

（续表）

| 地 支* | 《史记·律书》解释 | 《汉书·律历志》解释 |
|---|---|---|
| 巳 | 阳气之已尽 | 已盛于巳 |
| 午 | 阴阳交 | 咢布于午 |
| 未 | 万物皆成，有滋味 | 味薆于未 |
| 申 | 阴用事，申贼万物 | 申坚于申 |
| 酉 | 万物之老 | 留孰于酉 |
| 戌 | 万物尽灭 | 毕入于戌 |
| 亥 | 阳气藏于下 | 该阂于亥 |

*.子，万物滋生，向下孳萌，子时是万物滋生的关键时刻；丑，阳气未降，纽牙于丑，万物在丑时纽结在一起尚未敢出；寅，万物开始生长，生机勃勃，寅时万物引达而出；卯，万物茂盛，卯时万物冒茆而出；辰，万物昂奋振起，辰时万物振美而长；巳，阳气已经尽盛，万物在巳时盛极而衰；午，阳光与阴气相交，午时花萼分布；未，万物皆已成熟，有滋有味，未时万物滋味最为浓郁；申，阴气盛行，申时万物坚固；酉，万物已经老去，酉时万物留执而不肯离去；戌，万物已经尽灭，毕入于戌，等待新生；亥，阳气藏于地下，亥时万物阻隔而不通

这段文字描述了十二地支与自然界万物的关系，以及它们在不同时间的状态和特征。每个地支都与一个特定的自然现象或过程相关联，从而构成一个完整的地支纪时系统。

《类经图翼·气数统论》载："建子之月，阳气虽始于黄钟，然犹潜伏地下，未见发生之功，及其历丑转寅，三阳始备，于是和风至而万物生，萌芽动而蛰藏振，遍满寰区，无非生意，故阳虽始于子，而春必起于寅。是以寅卯辰为春，巳午未为夏，申酉戌为秋，亥子丑为冬，而各分其孟仲季焉。"这就是十二地支虽子居首位，而分建于各月，却从寅始的原因。

这段文字是讲：在农历十一月（建子之月）的时候，虽然阳气已经开始于黄钟（古代的一种律管，标志着阳气开始），但仍然潜伏在地下，还没有显现出生长的功效。等到经历了农历十二月（丑月）转到农历正月（寅月）的时候，三个阳月（寅月、卯月、辰月）开始了，于是和风（温暖的风）吹来，万物开始生长，萌芽开始破土，冬眠的动物也振奋起来。

这个时候，整个世界都充满了生机。所以，虽然阳气开始于子月，但春天的开始一定是在寅月。因此，寅月、卯月、辰月是春天，巳月、午月、未月是夏天，申月、酉月、戌月是秋天，亥月、子月、丑月是冬天。每个季节都分为孟（第1个月）、仲（第2个月）、季（第3个月）。

简单来说，这段话描述的是农历的月份与季节的对应关系，以及阳气和万物生长的关系。它强调了阳气和季节的变化对万物生长的影响。

天干、地支各有阴阳属性。从干与支来看，天干为阳，地支为阴。若从干支本身来说，则天干和地支都可再分阴阳。一般来说，按干支的排列顺序，单数为阳，双数为阴。如天干中的甲、丙、戊、庚、壬为阳干，乙、丁、己、辛、癸为阴干；地支中的子、寅、辰、午、申、戌为阳支，丑、卯、巳、未、酉、亥为阴支。

## 三、天干与五运

五运，即木运、火运、土运、金运、水运的统称，反映天体运行对地球大气及生物生、长、化、收、藏五种运行态势的影响及人体生理病理的联系。《素问·天元纪大论》云："五运阴阳者，天地之道也。"具体可分为岁运、主运及客运。五运又有大运（中运）、主运、客运之分，它们的变化都是以当年纪年的天干及其阴阳属性为准则的。

### （一）大运

大运又称"中运"，是主管每年全年的岁运，又称岁运。大运可以用来说明全年的气候变化，也是推算客运的基础。

**1. 大运推算法**

天干化五运，每两干统一运。《素问·五运行大论》里面记载的非常明确："土主甲己，金主乙庚，水主丙辛，木主丁壬，火主戊癸。"说明凡逢甲己之年为土运，乙庚之年为金运，丙辛之年为水运，丁壬之年为木运，戊癸之年为火运。正如《素问·天元纪大论》云："甲己之岁，土运统之；乙庚之岁，金运统之；丙辛之岁，水运统之；丁壬之岁，木运统之；戊癸之岁，火运统之。"这种推算方法以10年为一循环。在这10年中，每运按照太过与不及共值2年，按五行相生次序（土→金→水→

木→火→土）排列。

**2. 年运的太过与不及**

五运用十个天干符号来代表，每运持续 1 年，共 10 年。五运各有太过与不及，太过为主岁的运气旺盛而有余、不及为主岁的运气衰少而不足。古代以天干地支纪年，现代则用公元历纪年。天干有十个符号，公元历也是十进制，为了便于计算和学习，有学者提出一个捷径，就是直接用公元历的年尾数替换天干符号。但千万要注意，天干符号的五行属性和太过不及是由年尾数决定的。天干甲始而癸终，五运天干的五行配属从土开始，其中甲、乙、丙、丁、戊、己、庚、辛、壬、癸分别对应年尾数 4、5、6、7、8、9、0、1、2、3。其规律是阳干为太过，阴干为不及。阳年（太过）为本气流行，阴年（不及）为克己之气流行（表9）。如 2023 年，年尾数 3 为癸年，癸为阴干，故火运不及，火不及则水来克之，故此年气候偏寒，即寒乃大行。再如 2024 年，年尾数 4 为甲年，甲为阳干，则土运太过，故此年一般是雨湿流行（注：从每年大寒日起）。

表9　十天干岁运

| 年尾数 | 4 | 9 | 5 | 0 | 6 | 1 | 7 | 2 | 8 | 3 |
|---|---|---|---|---|---|---|---|---|---|---|
| 天干 | 甲 | 己 | 乙 | 庚 | 丙 | 辛 | 丁 | 壬 | 戊 | 癸 |
| 阴阳 | 阳 | 阴 | 阴 | 阳 | 阳 | 阴 | 阴 | 阳 | 阳 | 阴 |
| 岁运 | 土运太过 | 土运不及 | 金运不及 | 金运太过 | 水运太过 | 水运不及 | 木运不及 | 木运太过 | 火运太过 | 火运不及 |

**（二）主运**

主运是指五运之气主管一年五季，反映一年五季一般气候的常规变化。因为每年各运季的时间固定不变，各运季中的气候变化基本年年相同，所以称为主运。

**1. 主运推算法**

主运分五步，各司一年中的五个运季。每步所主的时间，亦即每个运季的时间为七十三日零五刻。换句话说，七十三日零五刻便为一运（运季）。主运的推算，从每年大寒日始，按五行相生的次序推移：木为初运，火为二运，土为三运，金为四运，水为终运。年年如此，固定不变。

主运五步交司（交接）时间，从日而言也基本相同，即木运起于大寒日，火运起于春分后十三日，土运起于芒种后十日，金运起于处暑后七日，水运起于立冬后四日。

主运说明一年之中五个运季的气候常规，是以六气的五行属性为基本规律，即初运属木主风，二运属火主暑热，三运属土主湿，四运属金主燥，终运属水主寒。每年各个运季所主的气候是一样的。

**2. 五音建运和太少相生**

五音建运是指五音（角、徵、宫、商、羽）与五行（木、火、土、金、水）相配合，用来解释自然界气候变化和人体健康的关系。在五音建运中，每个音都与一个特定的五行元素相关联，宫音建土运，商音建金运，角音建木运，徵音建火运，羽音建水运。通过这种配合关系，可以推测每年不同季节的气候特点和疾病发生趋势。

太少相生是五行学说中的另一个重要概念，描述了五行之间的相生关系。在五行中，太属阳干，少属阴干，太生少，少生太，从而形成相生相克的循环圈。这种相生关系在五运六气学说中也有着重要的应用。太少相生的规律与五行相生的规律相同，即木生火、火生土、土生金、金生水、水生木。这种规律说明了五行元素之间相互依存、相互促进的关系。

在五运六气学说中，五音建运和太少相生有着密切的关系。每个主运都与一个特定的五音和一个五行元素相关联。通过对五音和五行的分析，可以了解每年不同季节的气候变化对人体健康的影响，为预防和治疗提供参考。例如，在甲己年中，甲属太宫，顺之太宫生少商，少商生太羽，太羽生少角，少角生太徵。通过这种相生关系，可以推测出该年不同季节的气候变化和疾病发生趋势。

每个季节气候有各自特点，但每年同一季节特点基本相同，即春温，夏热，长夏湿热，秋凉，冬寒，周而复始。

初运属木主风：在五行理论中，木与春季、东方等相应，代表着生长和开始。初运指的是一个周期或过程的开始阶段。在这个阶段，木的属性占据主导，气候上表现为风多。风是春季常见的气候现象，它带来了温暖的气息，促进了万物的复苏和生长。

二运属火主暑热：火与夏季、南方等相应，代表着炎热和繁盛。二运指的是周期中的第二个阶段。在这个阶段，火的属性最为显著，气候上表现为炎热、暑湿。夏季是阳光最强烈、气温最高的季节，万物生长达到巅峰。

三运属土主湿：土与长夏（夏季末至秋季初）、中央等相应，代表着稳定和转化。三运指的是周期中的第三个阶段。在这个阶段，土的属性占据主导，气候上表现为湿气重。长夏时节，气温高且多雨，空气湿度大，有利于农作物的成熟和收获。

四运属金主燥：金与秋季、西方等相应，代表着收敛和成熟。四运指的是周期中的第四个阶段。在这个阶段，金的属性最为显著，气候上表现为干燥。秋季是收获的季节，天气逐渐转凉，空气变得干燥，有利于农作物的保存和加工。

终运属水主寒：水与冬季、北方等相应，代表着寒冷和闭藏。终运指的是一个周期或过程的结束阶段。在这个阶段，水的属性占据主导，气候上表现为寒冷。冬季是一年中最冷的季节，万物进入休眠状态，为来年的生长积蓄能量。

### （三）客运

客运是指每年五个运季中的特殊岁气变化。因其每岁有变更，各季有不同，如客之来去，故称为客运。客运与主运相同，将一年等分为5份，虽仍按照"角、徵、宫、商、羽"进行太少相生，但需根据岁运，确立客运的初运。

客运就是相对恒定的主运中的变化因素。我们已经了解主运是指每年五个季节的气候常态，客运则是指每年五个阶段的气候异变，如春应温而反寒，则为时已至而气未至；春应温而反热，则为时未至而气先至等，逐年轮变，十年一周。客运与主运相比，其影响相对弱，主运影响更大，因为冬天不管客运是什么，其实都会比夏天冷，这是毫无疑问的，客运只是对主运的一些补助，但这点补助也很重要。客运的太过不及，以及与气候的关系，和大运的规律相一致。由于本书主要讨论中运和主运，客运的推算就不作过多过深的介绍。

总的来说，大运、主运、客运，都是利用天干配合五行进行推算的。其推算顺序均按五行相生规律进行，都是用以说明自然界气候变化的情况。但大运说明全年的气候变化，主运则是说明一年之中五个运季的正常气候变化，客运则是推算每年五个运季中的异常气候变化。

## 四、地支与六气

六气是三阴三阳之气，即少阳相火、阳明燥金、太阳寒水、厥阴风木、少阴君火、太阴湿土，反映天体运行所产生的地球气候风、热（暑）、火、湿、燥、寒的变化及其对人体生理病理的影响。这六种气候变化要素，也就是在天的阴阳之气，正如《素问·天元纪大论》所载："寒暑燥湿风火，天之阴阳也，三阴三阳上奉之。"由此可知六气是三阴三阳之气。

### （一）主气

主气，即主时之六气，主一年六个时段的常规气候变化规律。主气学说在吸收了主运学说的固定程序模式后，经过转化，也相应地发展出一套固定不变的六气运行程序模式，主气六步，每步主四个节气，共六十天零八十七刻。刻是古人用来计时的一种方法，古人将一日昼夜分成均衡的一百刻，使用漏刻计时。

主气六步主时的次序与五行相生的顺序是一致的，即初之气为厥阴风木，二之气为少阴君火，三之气为少阳相火，四之气为太阴湿土，五之气为阳明燥金，终之气为太阳寒水。其六步推移顺序可概括为"厥少少，太阳太"六字。六气的名称命名是有一定规律。以厥阴风木为例，可以看成"厥阴+风+木"的结构。其中第一部分是三阴三阳的构架；第二部分是六气的部分，风寒暑湿燥火是自然界六种不同的气候变化；第三部分是六气的五行属性。正如《素问·天元纪大论》记载："厥阴之上，风气主之；少阴之上，热气主之；太阴之上，湿气主之；少阳之上，相火主之；阳明之上，燥气主之；太阳之上，寒气主之。"主气推算规律与主运基本相同，但主气中火一分为二，君火属少阴，相火属少阳，这是因为气有六而运只有五。

主气的推算方法是将二十四节气分属于六气六步中（表10）。从每年大寒日开始计算，十五天多一点为一个节气，四个节气为一步。厥阴风木为初之气，主由大寒后至春分前；多居公元历法一月下旬到三月下旬。少阴君火为二之气，主由春分后至小满前，多居公元历法三月下旬到五月下旬。少阳相火为三之气，主由小满后至大暑前，多居公元历法五月下旬到七月下旬。太阴湿土为四之气，主由大暑后至秋分前，多居公元历法七月下旬到九月下旬。阳明燥金为五之气，主由秋分后至小雪前，多居公元历法九月下旬到十一月下旬。太阳寒水为终之气，主由小雪后至大寒前，多居公元历法十一月下旬到第二年一月下旬。凡此六气之气，计三百六十五日又二十五刻，一岁周遍，年年无异。正如《素问·六微旨大论》所载："显明之右，君火之位也。君火之右，退行一步，相火治之；复行一步，土气治之；复行一步，金气治之；复行一步，水气治之；复行一步，木气治之；复行一步，君火治之。"

表10 主气节气

|   | 初之气 | 二之气 | 三之气 | 四之气 | 五之气 | 终之气 |
|---|---|---|---|---|---|---|
| 主气 | 厥阴风木 | 少阴君火 | 少阳相火 | 太阴湿土 | 阳明燥金 | 太阳寒水 |
| 时间 | 大寒、立春、雨水、惊蛰 | 春分、清明、谷雨、立夏 | 小满、芒种、夏至、小暑 | 大暑、立秋、处暑、白露 | 秋分、寒露、霜降、立冬 | 小雪、大雪、冬至、小寒 |

六气用主气说明一年之中气候的正常变化，与四时、主运的意义相同，但六气推步更为细致。如四季气候一般是春温、夏热、长夏湿、秋凉、冬寒。而六气的风、热、火、湿、燥、寒，分属于六步，则更具体。其中初之气厥阴风木，初春风天较多，木有生长、升发之意，气候特点符合"风木"的描述。二之气为少阴君火，此阶段由春入夏，气候逐渐温暖，气温逐渐升高。三之气为少阳相火，此阶段进入盛夏，符合暑气之特点。"相火"相较于"君火"而言，一方面"相火"比"君火"更为炎热，因此根据气候"君火"在前"相火"在后；另一方面从文化角度理解，君居上而在前，臣居下而在后，也从另一个角度阐述了"君火"

在前"相火"在后的独特文化属性。四之气为太阴湿土，此阶段位于一年之中夏秋之交，阳转阴的节点，有湿重、热盛的气候特点。五之气为阳明燥金，此阶段由深秋入冬，由干燥凉爽逐渐变为干燥寒冷。终之气为太阳寒水，此阶段阴气最盛、寒冷来袭，一片沉寂和冷清的景象。

（二）客气

客气亦是主时之气，是各年气候上的异常变化，因其随年支而有变化，与主气之固定不同，亦犹"客"之往来无常，故称客气。主气反映的是地球公转所形成的气候周期，客气反映的是日月五星等天体运动变化所形成的气候周期。因此主气年年相同，客气岁岁相异。客气也分为六步，包含司天之气，在泉之气，左右四步间气。

与主气按照五行相生的物候关系进行推算不同，客气推移是以三阴三阳中气之多少为先后次序的。正如《素问·天元纪大论》所载："阴阳之气各有多少，故曰三阴三阳也。"下面就按照阴阳变化的程度进行推演。按自然界阴逐渐增长的顺序一阴、二阴、三阴和阳逐渐增长的顺序一阳、二阳、三阳，第一步气厥阴风木，第二步气少阴君火，第三步气太阴湿土，第四步气少阳相火，第五步气阳明燥金，第六步气太阳寒水。理解了客气的排列顺序，那我们如何根据年支推演出本年客气呢？此内容就与司天、在泉之气密切相关。

司天之气与在泉之气是值年客气在这一年中主事的统称。其中主管上半年的客气称为司天之气，位于三之气；主管下半年的客气为在泉之气，位于六之气。

推算各年的司天之气，是以当年地支为基础的，答案就藏在《素问·天元纪大论》中："子午之岁，上见少阴；丑未之岁，上见太阴；寅申之岁，上见少阳；卯酉之岁，上见阳明；辰戌之岁，上见太阳；巳亥之岁，上见厥阴。"子年与午年，如甲午年、丙子年，"少阴"是指少阴君火，"主之"指司天之气。可见，年支凡逢子或午，不论天干是什么，客气均为少阴君火司天；年支凡逢丑或未为太阴湿土司天。以此类推，年支凡逢寅或申为少阳相火司天，年支凡逢卯或酉为阳明燥金司天，年支凡逢辰或戌为太阳寒水司天，年支凡逢巳或亥为厥阴风木司天。例如，2023年癸卯年，卯为年支，则为阳明燥金司天（三之气），由此可得，2023年癸卯年的客气依次为太阴湿土－少阳相火－阳明燥金（司天）－太阳寒水－厥阴风木－少阴君火（在泉）；依此次序逐年推移，六气六年一循环，地支十二年一循环，周而复始，六十年中地支轮用五周，六气循环十周。总之，客气六步的次第，是以阴阳为序，三阴在前，三阳在后。

根据司天之气即可推算在泉之气与左右间气，首先在六步中，每年司天之气总是在六步中的第三步，即固定于三之气；在泉之气则固定于六之气（终之气），两者分别主管上半年、下半年；司天、在泉位列上下，故司天和在泉的左右方，便是左右间气。

司天之气和在泉之气，总是阴阳相对上下相交的。其规律：如司天属阳则在泉属阴，司天属阴则在泉属阳。其中一阴配一阳、二阴配二阳、三阴配三阳，如一阴（厥阴）司天，必定是一阳（少阳）在泉；二阴（少阴）司天，必定是二阳（阳明）在泉；三阴（太阴）司天，必定是三阳（太阳）在泉。一阳（少阳）司天，便是一阴（厥阴）在泉；二阳（阳明）司天，便是二阴（少阴）在泉；三阳（太阳）司天，便是三阴（太阴）在泉。司天、在泉之气确定了，左右四间气自然也就确定了。我们继续以2023年癸卯年为例，卯为阳明燥金司天，太阳是二阳。因此，本年在泉之气便是二阴（少阴），即少阴君火在泉。其余各年依此类推。

《素问·五运行大论》就详细记载了通过司天之气推算在泉之气与左右间气的方法。"厥阴在上则少阳在下，左阳明，右太阴；少阴在上则阳明在下，左太阳，右少阳；太阴在上则太阳在下，左厥阴，右阳明；少阳在上则厥阴在下，左少阴，右太阳；阳明在上则少阴在下，左太阴，右厥阴；太阳在上则太阴在下，左少阳，右少阴。所谓面南而命其位，言其见也。"

# 第 4 章　五运六气对人的影响

在浩渺的宇宙中，日月星辰的运行不仅构建了壮丽的天文景象，同时控制着生命的律动。人体，作为自然界的一部分，其生理与病理变化同样深受宇宙节律的影响。近年来，随着生物节律学、时间生物学等学科的兴起，科学家们开始更加深入地探索天体运行与人体健康之间的奥秘联系。

现代研究表明，人体的许多生理功能，如睡眠-觉醒周期、激素水平、体温调节，都呈现出与日月运行相匹配的节律性变化。例如，当夜幕降临，人体分泌褪黑素增加，诱导我们进入睡眠状态；而日出时分，随着光线增强，褪黑素分泌减少，我们逐渐从睡眠中苏醒。这些微妙的生理调整，正是人体对外部环境变化的适应性反应。

在中医学理论中，这种天体运行对人体产生的影响被高度概括为"五运六气"学说。五运，即木、火、土、金、水五行之气的运动变化，它们分别代表着自然界的生、长、化、收、藏过程；六气，则是指风、寒、暑、湿、燥、火六种气候变化。中医学认为，人体健康与五运六气的和谐平衡息息相关。当五运六气发生异常变化时，人体便会出现相应的病理反应。

有趣的是，现代科学研究也在一定程度上验证了五运六气理论的合理性。例如，有研究发现，气候变化与某些疾病的发病率存在相关性。在湿气重的季节，风湿性疾病的发病率会相应增加；而在干燥的季节，呼吸道疾病则更为常见。这些观察结果与中医五运六气理论中对气候与疾病关系的论述不谋而合。

我们知道五运六气对应日月，那么日月的变化也就会对人体造成影响。

《灵枢·岁露论》:"人与天地相参也,与日月相应也。故月满则海水西盛,人血气积,肌肉充,皮肤致,毛发坚,腠理郄,烟垢着,当是之时,虽遇贼风,其入浅不深。至其月郭空,则海水东盛,人气血虚,其卫气去,形独居,肌肉减,皮肤纵,腠理开,毛发残,胶理薄,烟垢落,当是之时,遇贼风则其入深,其病人也,卒暴。"

这段话的意思是日月运行亏满也会对人体产生影响。月亮圆满时,则海水向西涌盛形成大潮,人体血气充盛,肌肉充实,皮肤致密,毛发牢固,腠理闭合,皮肤润泽,肌肉坚定,纹理细致,在这种时候,即使遭遇贼风邪气,其侵入也是浅而不深。待到月亮亏缺不圆之时,海水向东涌盛形成大潮,人的血气虚弱,卫气衰退,形体虽如平常,但肌肉消减,皮肤松弛,腠理张开,毛发脱落,皮肤纹理粗疏,外表虚弱,体质不佳。在这种时候,若遭遇贼风邪气,侵入得就会深,疾病的发作就会急剧猛烈。

《灵枢·岁露论》:"乘年之衰,逢月之空,失时之和,因为贼风所伤,是谓三虚。故论不知三虚,工反为粗……逢年之盛,遇月之满,得时之和,虽有贼风邪气,不能危之也。"

这句话的意思是,正当岁气不足的虚年,遇上月亮亏缺不圆,四时气候失和,易被贼风邪气所伤,就叫作三虚……正当岁气有余的盛年,遇上月亮圆满不亏,四时气候调和,即使有贼风邪气,也伤害不了人体。

由此可见,当五运六气运行正常时,我们可加以运用来避其邪气;当五运六气运行失常,或违背自然规律时,则会产生疾病侵害人体。可见五运六气对人体的禀赋是至关重要的。

## 一、五运如何影响脏腑机体:不同的流年,不同的疾病易趋性

### (一)流年、大运

听到"流年""大运"这样的词,人们不禁会联想到我国传统命理中的说法。在命理中,流年和大运两个字通常放在一起来说。大运可以理解成计量单位,每个大运为十年,决定了一个人十年间的大致运势。而在命理学中,流年也是一个重要的词语,指的是一年的运势。比如,我

们经常听到"流年不利"这个词，就是形容一年的运势不好。

本书提到的"大运"并非命理学说中的概念，而是中医五运六气学说中特有的一个概念。前面介绍过大运，统主一岁之气，又称岁运、中运。因天气在上，地气在下，五运之气居于天地之中，气交之分，故称中运。地气上升，天气下降，居中的运气必先为之升降，正如《素问·六元正纪大论》所载："天气不足，地气随之，地气不足，天气从之，运居其中，而常先也。"原文的"天气"包括大气中的物理状态，"地气"包括地域性气候特征，中运居于天地之间，正因为这几种因素的相互作用和制约，所以才有了四时不同的自然现象。

本书提到的"流年"其实就是指每一年，相当于"中运"，只是流年大运不是从元旦算起，也不是从春节算起，传统是从大寒节气算起，学术界也有观点认为应该从立春算起。大运流年是我们运气学说的基本单位，每一年什么样的天文现象，出现什么样的气候、物候，以及对人体的生理、病理影响，都是本书讨论的大运流年规律表现的内容。

（二）运气推算，以及运气对气候影响及疾病易趋性

前面章节讲了大量天干地支的基础知识，因为天干地支是中医运气学说中的推算工具。五运之气的推算是与十天干相配，叫"十干统运"。每两干统主一运，根据年干所统的运来说明全年气候的变化情况。如《素问·天元纪大论》载："甲己之岁，土运统之；乙庚之岁，金运统之；丙辛之岁，水运统之；丁壬之岁，木运统之；戊癸之岁，火运统之。"十干统运，即逢甲己之年为湿土用事，乙庚之年为燥金用事，丙辛之年为寒水用事，丁壬之年为风木用事，戊癸之年为火运用事，分别统主一年之运。"用事"在这里是主管、当权的意思。五年一周期，周而复始，与地支合后轮周12次，便成为三十年的一个大周期。

流年大运，指当值之年全年大运，用以反映各个年度特殊的气候变化特征。从大的规律来说，如甲己年的大运属土，甲年为阳土，土运太过，则全年湿气偏盛；己年为阴土，土运不及，因木克土，则全年风气偏盛，也可出现寒气。乙庚年的大运属金，庚年为阳金，金运太过，则全年燥气偏盛；乙年为阴金，金运不及，因火克金，则全年火气偏盛，

也可出现风气。丙辛年的大运属水，丙年为阳水，水运太过，则全年寒气偏盛；辛年为阴水，水运不及，因土克水，则全年湿气偏盛，也可出现火气。丁壬年的大运属木，壬年为阳木，木运太过，则全年风气偏盛；丁年为阴木，木运不及，因金克木，则全年燥气偏盛，也可出现湿气。戊癸年的大运属火，戊年为阳火，火运太过，则全年火气偏盛；癸年为阴火，火运不及，因水克火，则全年寒气偏盛，也可出现燥气（表11）。

表11　十天干岁运气候特点

| 年尾数 | 4 | 9 | 5 | 0 | 6 | 1 | 7 | 2 | 8 | 3 |
|---|---|---|---|---|---|---|---|---|---|---|
| 天干 | 甲 | 己 | 乙 | 庚 | 丙 | 辛 | 丁 | 壬 | 戊 | 癸 |
| 岁运 | 土运太过 | 土运不及 | 金运不及 | 金运太过 | 水运太过 | 水运不及 | 木运不及 | 木运太过 | 火运太过 | 火运不及 |
| 气候特点 | 雨湿流行 | 风乃大行 | 炎火乃行 | 燥气流行 | 寒气流行 | 湿乃大行 | 燥乃大行 | 风气流行 | 炎暑流行 | 寒乃大行 |

该规律均在《素问·气交变大论》中有详细介绍。为了让读者知其然，同时知其所以然，本书特别把《黄帝内经》中相关论述的原文摘录出来，并用一些篇幅加以简单分析，以便读者明白这些规律是如何被推论出来的。五运太过不及，一共十年，一年太过，一年不及，其次第规律为木运太过、火运不及、土运太过、金运不及、水运太过、木运不及、火运太过、土运不及、金运太过、水运不及。这样十年一个轮回，周而复始。为了便于阅读，以下讲解将引用《素问·气交变大论》部分原文，并用白话文解释分析。

岁木太过，风气流行，脾土受邪。民病飧泄食减，体重烦冤，肠鸣腹支满，上应岁星。甚则忽忽善怒，眩冒巅疾。化气不政，生气独治，云物飞动，草木不宁，甚而摇落，反胁痛而吐甚，冲阳绝者死不治，上应太白星。

木运太过之年（尾数为2的年份，如1972年、1982年、1992年、2002年、2012年、2022年、2032年），风气流行，脾土会受其侵害。因木太过克土，故百姓多患消化不良的泄泻，饮食减少，肢体沉重无力，烦闷抑郁，肠中鸣响，肚腹胀满等疾病，是木气太过的缘故。人体在天上应木星，显示木气过于亢盛的征象。甚至会不时发怒，并出现头昏眼花等头部病症，是土气无权，木气独胜的现象，好像天上的云在飞跑，地上的万物迅速变动，草木动摇不定，甚至树倒草偃。百姓发病，多见胁部疼痛，呕吐不止。若冲阳脉绝，多死亡而无法治疗。在天上应金星，显示木胜则金气制之。

岁火太过，炎暑流行，肺金受邪。民病疟，少气咳喘，血溢血泄注下，嗌燥耳聋，中热肩背热，上应荧惑星。甚则胸中痛，胁支满胁痛，膺背肩胛间痛，两臂内痛，身热骨痛而为浸淫。收气不行，长气独明，雨水霜寒，上应辰星，上临少阴少阳，火燔焫（ruò），水泉涸，物焦槁，病反谵妄狂越，咳喘息鸣，下甚血溢泄不已，太渊绝者，死不治，上应荧惑星。

火运太过（尾数为8的年份，如1978年、1988年、1998年、2008年、2018年、2028年、2038年），暑热流行，肺受火邪（火克金）。百姓多患疟疾，呼吸少气，咳嗽气喘，吐血衄血，二便下血，水泻如注，咽喉干燥，耳聋，胸中热，肩背热。在天上应火星，显示火热之气过于亢盛的征象。甚至会有胸中疼痛，胁下胀满，胁痛，胸背肩胛间等部位疼痛，两臂内侧疼痛，身热肤痛，而发生浸淫疮，是金气不振，火气独盛的现象，火气过旺就会有雨冰霜寒的变化，是火热之极，寒水来复的关系。在天上应水星，显示火盛则水气制之。如果遇到少阳司天的年份，火热之气更加亢盛，有如燃烧烤灼，以致水源干涸，植物焦枯。百姓发病，多见谵语妄动，发狂越常，咳嗽气喘痰鸣，火气甚于下部则血从二便下泄不止。若太渊脉绝，多死亡而无法治疗。在天上应火星，是火盛的表现。

岁土太过，雨湿流行，肾水受邪。民病腹痛，清厥意不乐，体重烦冤，上应镇星。甚则肌肉萎，足痿不收，行善瘛，脚下痛，饮发中满食减，四肢不举。变生得位，脏气伏，化气独治之，泉涌河衍，涸泽生鱼，风雨大至，土崩溃，鳞见于陆，病腹满溏泄肠鸣，反下甚而太溪绝者，死不治，上应岁星。

土运太过（尾数为4的年份，如1974年、1984年、1994年、2004年、

2014年、2024年、2034年），则雨湿之气流行，肾受湿邪。百姓多病腹痛。四肢厥冷，情绪忧郁，身体困重而烦闷，这是土气太过所致。在天上应土星。甚至见肌肉枯萎，两足痿弱不能行动，抽掣挛痛，土病则不能克制水，以致水饮之邪积于体内而生胀满，饮食减少，四肢无力，不能举动。若遇土旺之时，水气无权，土气独旺，则湿令大行，因此泉水喷涌，河水高涨，本来干涸的池泽也会孳生鱼类。若木气来复，风雨暴至，使堤岸崩溃，河水泛滥，陆地可出现鱼类。百姓发病，多见肚腹胀满，大便溏泄，肠鸣，泄泻不止。若太溪脉绝，多死亡无法治疗。在天上应木星。

岁金太过，燥气流行，肝木受邪。民病两胁下少腹痛，目赤痛疡，耳无所闻。肃杀而甚，则体重烦冤，胸痛引背，两胁满且痛引少腹，上应太白星。甚则喘咳逆气，肩背痛，尻阴股膝髀腨胻（héng）足皆病，上应荧惑星。收气峻，生气下，草木敛，苍干凋陨，病反暴痛，胁不可反侧，咳逆甚而血溢，太冲绝者，死不治，上应太白星。

金运太过（尾数为0的年份，如1970年、1980年、1990年、2000年、2010年、2020年、2030年），则燥气流行，邪气伤肝。百姓多病两胁之下及少腹疼痛，目赤而痛，眼梢溃烂，耳朵听不到声音。燥金之气过于亢盛，就会身体重而烦闷，胸部疼痛并牵引肩背部，两胁胀满而痛势下连少腹。在天上应金星。甚则发生喘息咳嗽，呼吸困难，肩背疼痛，臀部、阴部、大腿、膝盖、脚等处都感疼痛的病症。在天上应火星。如金气突然亢盛，木气下降，在草木则生气收敛，枝叶枯干凋落。百姓发病，多见胁肋急剧疼痛，不能翻身，咳嗽气逆，甚至吐血衄血。若太冲脉绝，多死亡而无法治疗。在天上应金星。

岁水太过，寒气流行，邪害心火。民病身热烦心躁悸，阴厥，上下中寒，谵妄心痛，寒气早至，上应辰星。甚则腹大胫肿，喘咳，寝汗出憎风，大雨至，埃雾朦郁，上应镇星。上临太阳，则雨冰雪，霜不时降，湿气变物，病反腹满肠鸣溏泄，食不化，渴而妄冒，神门绝者，死不治，上应荧惑、辰星。

水运太过（尾数为6的年份，如1976年、1986年、1996年、2006年、2016年、2026年、2036年），则寒气流行，邪气损害心。百姓多患发热，心悸，烦躁，四肢逆冷，全身发冷，谵语妄动，心痛。寒气非时早至，在天上应水星光明。水邪亢盛则有腹水，足胫浮肿，气喘咳嗽，盗汗，怕风。土气来复则大雨下降，尘土飞扬如雾一样的迷蒙郁结，在天上应土星。如遇太阳寒水司天，则雨冰霜雪不时下降，湿气大盛，物变其形。百姓发病，多见腹中胀满，肠鸣腹泻，食不化，渴而眩晕。若神门脉绝，多死亡而无法治疗。在天上应火星失明、水星光明。

帝曰：善。其不及何如？

黄帝说：很好。五运不及又是怎样的呢？

岐伯曰：悉乎哉问也！

岐伯说：问得真详细啊。

岁木不及，燥乃大行，生气失应，草木晚荣，肃杀而甚，则刚木辟着，柔萎苍干，上应太白星，民病中清，胠胁痛，少腹痛，肠鸣溏泄，凉雨时至，上应太白星，其谷苍。上临阳明，生气失政，草木再荣，化气乃急，上应太白镇星，其主苍早。复则炎暑流火，湿性燥，柔脆草木焦槁，下体再生，华实齐化，病寒热疮疡痈痤，上应荧惑、太白，其谷白坚。白露早降，收杀气行，寒雨害物，虫食甘黄，脾土受邪，赤气后化，心气晚治，上胜肺金，白气乃屈，其谷不成，咳而鼽，上应荧惑、太白星。

木运不及（尾数为7的年份，如1977年、1987年、1997年、2007年、2017年、2027年、2037年），燥气就会旺盛，生发之气与时令不相适应，草木不能应时生发繁荣。肃杀之气亢盛，刚劲的木受刑克而碎裂如辟，本来柔嫩苍翠的枝叶变得萎弱干枯，在天上应金星。百姓多患气虚寒，胁肋部疼痛，少腹痛，腹中鸣响，大便溏泄。在气候方面表现为冷雨不时下降，在天上应金星光明，在五谷表现为没有成熟的青色的谷。如遇阳明司天，金气抑木，木气失却了应有的生气，草木在夏秋再变繁荣，开花结果的过程非常急促，很早就凋谢，在天上应金、土二星。金气抑木，木起反应而生火，于是就会炎热如火，湿润的变为干燥，柔嫩的变为干枯焦槁，枝叶从根部重新生长，开花结果并见。在人体则炎热之气郁于皮毛，多病寒热、疮疡、痱疹、痈痤。在天上应金、火二星，在五谷则外强中干，秀而不实。白霜提早下降，秋收肃杀之气流行，寒雨非时，损害万物，味甘色黄之物多生虫蛀，所以稻谷没有收获。在人则脾土先受其邪，火气后起，心气亦继之亢盛，火气克金，金气乃得抑制，所以其谷物不能成熟，在疾病容易出现咳嗽鼻塞。在天上应金星与火星。

岁火不及，寒乃大行，长政不用，物荣而下，凝惨而甚，则阳气不化，乃折荣美，上应辰星，民病胸中痛，胁支满，两胁痛，膺背肩胛间及两臂内痛，郁冒朦昧，心痛暴喑，胸腹大，胁下与腰背相引而痛，甚则屈不能伸，髋髀如别，上应荧惑、辰星，其谷丹。复则埃郁，大雨且至，黑气乃辱，病鹜溏腹满，食饮不下，寒中肠鸣，泄注腹痛，暴挛痿痹，足不任身，上应镇星、辰星，玄谷不成。

火运不及（尾数为3的年份，如1973年、1983年、1993年、2003年、2013年、2023年、2033年），寒气就会旺盛，夏天生长之气不能发挥作用，万物就缺乏向上茂盛的力量。阴寒凝滞之气过盛，则阳气不能生化，繁荣美丽的生机就受到摧折，在天上应水星。百姓多患胸中疼痛，肋部胀满，两胁疼痛，上胸部、背部、肩胛之间及两臂内侧疼痛，抑郁眩晕，头目不清，心痛，突然失音，胸腹肿大，胁下与腰背相互牵引而痛，甚则四肢蜷曲不能伸展，髋骨于大腿之间不能活动自如。在天上应火星、水星，赤色的谷类不能成熟。火被水抑，火起反应则生土气来复，于是埃尘郁冒，大雨倾盆，水气受到抑制，故病见大便时时溏泄，腹中胀满，饮食不下，腹中寒冷鸣响，大便泄泻如注，腹中疼痛，两足急剧拘挛、萎缩麻木、不能行走。在天上应土星、水星。黑色之谷不能成熟。

岁土不及，风乃大行，化气不令，草木茂荣，飘扬而甚，秀而不实，上应岁星，民病飧泄霍乱，体重腹痛，筋骨繇复，肌肉瞤酸，善怒，脏气举事，蛰虫早附，咸病寒中，上应岁星、镇星，其谷黅。复则收政严峻，名木苍凋，胸胁暴痛，下引少腹，善太息，虫食甘黄，气客于脾，黅谷乃减，民食少失味，苍谷乃损，上应太白、岁星。上临厥阴，流水不冰，蛰虫来见，脏气不用，白乃不复，上应岁星，民乃康。

土运不及（尾数为9的年份，如1979年、1989年、1999年、2009年、2019年、2029年、2039年），风气因而流行，土气失却生化之能力，风气旺盛，则草木茂盛繁荣。生化无能，则秀而不实，在天上应木星。百姓多患消化不良的泄泻，上吐下泻的霍乱，身体重，腹中痛，筋骨动摇，肌肉跳动酸痛，时常发怒。寒水之气失制而旺，虫类提早伏藏，在人容易出现寒泄中满症状，在天上应木星、土星，黄色之谷类不能成熟。木邪抑土，土起反应则生金，金气来复，于是秋收之气当令，出现一派严肃峻烈之气，坚固的树木也不免要枝叶凋谢，胸胁急剧疼痛，波及少腹，常呼吸少气而太息。凡味甘色黄之物被虫蛀食，邪气客于脾上，百姓多患饮食减少，食而无味。金气胜木，所以青色之谷受到损害，在天上应金星、木星。如遇厥阴司天相火在泉，则流水不能结冰，本来早已冬眠的虫类，又重新活动起来。不及的土运，得在泉相火之助，水之藏气不得为用，火气用事，金气不得来复，百姓也就康健，在天上应木星。

　　岁金不及，炎火乃行，生气乃用，长气专胜，庶物以茂，燥烁以行，上应荧惑星，民病肩背瞀重，鼽嚏血便注下，收气乃后，上应太白星，其谷坚芒。复则寒雨暴至，乃零冰雹霜雪杀物，阴厥且格，阳反上行，头脑户痛，延及囟顶发热，上应辰星，丹谷不成，民病口疮，甚则心痛。

　　金运不及（尾数为5的年份，如1975年、1985年、1995年、2005年、2015年、2025年、2035年等），火气与木气就相应旺盛，生长的夏之气专胜，万物因而茂盛，干燥烁热，在天上应火星。百姓多患肩背闷重，鼻塞流涕、喷嚏，大便下血，泄泻如注。秋收之气不能及时而至，在天上应金星、火星，白色的谷类不能及时成熟。火邪抑金起反应而生水，于是寒雨之气突然来袭，以致降落冰雹霜雪，杀害万物，阴气厥逆而格拒，使阳气反而上行，头后部疼痛，病势连及头顶，发热。在天上应水星、火星，在谷类应红色之谷不能成熟。百姓多患口腔生疮，甚至心痛。

　　岁水不及，湿乃大行，长气反用，其化乃速，暑雨数至，上应镇星，民病腹满身重，濡泄寒疡流水，腰股痛发，腘膝不便，烦冤，足痿，清厥，脚下痛，甚则胕肿，脏气不政，肾气不衡，上应辰星，其谷秬。上临太阴，则大寒数举，蛰虫早藏，地积坚冰，阳光不治，民病寒疾于下，甚则腹满浮肿，上应镇星，其主黅谷。复则大风暴发，草偃木零，生长不鲜，面色时变，筋骨并辟，肉瞤瘛，目视𥆧𥆧，物疏璺，肌肉胗发，气并膈中，痛于心腹，黄气乃损，其谷不登，上应岁星。

　　水运不及（尾数为1的年份，如1971年、1981年、1991年、2001

年、2011年、2021年、2031年），湿土之气因而大盛，水不治火，火气反而生旺，天气炎热，不时下雨，万物生化很迅速，在天上应土星。百姓多患腹胀，身体困重，大便溏泄，阴性疮疡脓水稀薄，腰股疼痛，下肢关节活动不利，烦闷抑郁，两脚痿软厥冷，脚底疼痛，甚至足背浮肿。这是由于冬藏之气不能发挥作用，肾气不平衡，在天上应土星、水星，在谷类应黑色的谷物不能成熟。如遇太阴司天，寒水在泉，则寒气时时侵袭，虫类很早就冬眠，地上的积水结成厚冰，阳气伏藏，不能发挥温暖的作用，百姓多患下半身的寒性疾病，甚至腹满浮肿，在天上应土星、火星，在谷类应黄色的谷物成熟。土邪抑水而起反应则生风木，因而大风暴发，草类偃伏，树木凋零，生长的力量不显著，面色时时改变，筋骨拘急疼痛，活动不利，肌肉跳动抽掣，两眼昏花，视觉不明或失常，物体视之若分裂，皮肤发出风疹，若邪气侵入胸膈之中，就有胸腹疼痛。这是木气太过，土气受伤，属土的谷类没有收获，在天上应木星、土星。

以2023年癸卯年为例，癸年为火运不及，主岁之气衰，致使相胜之气流行，故所不胜之气偏盛，就会影响心、肾的功能。火运不及，寒气旺盛，阴寒凝滞之气过盛，则阳气不能生化。百姓多患胸中疼痛，肋部胀满，两胁疼痛，上胸部、背部、肩胛之间及两臂内侧都有疼痛感，抑郁眩晕，头目不清，心痛，且使主气火偏衰，不能克肺金，会导致突然失音。大便时时溏泄，腹中胀满，饮食不下，腹中寒冷鸣响，大便泄泻如注，腹中疼痛，两足急剧拘挛、萎缩麻木、不能行走。

再以2024年甲己年为例，甲年为土运太过，不仅湿气流行，还影响所胜之气，即水气。在人体表现为脾湿过盛，还可影响肾阳的温煦功能，出现脾肾两虚的症状。己年为土运不及，主岁之气偏衰，致使相胜之气流行，且使所不胜之气偏盛。在人体则表现为脾气不足，肝气太过，风气偏盛，且使脾土因虚衰而不能制约肾水。

无论岁运是太过还是不及，皆可导致胜气的妄行，又可出现制止胜气的复气，如《素问·五常政大论》载："微者复微，甚者复甚，气之常也。"所以，遇到岁运太过或不及年，均应考虑到本气、胜气和复气三个方面。除太过、不及年外，尚有平气之年。平气的产生，由岁运与司天的五行关系来确定。如岁运太过受到司天之气的克制，岁运不及受到司天之气的资助，便可产生平气年。在60年甲子中，平气之年为丁卯、乙酉、丁亥、己丑、癸巳、乙卯、己未等9年。这些年份，气候变化不大，比较正常，对生物的影响较小。

## 二、六气对气候物候及人体脏腑的影响

六气，即厥阴风木、少阴君火、少阳相火、太阴湿土、阳明燥金和太阳寒水。现将《素问·六元正纪大论》中有关六气所至对气候、物候、病候的变化总结为表12。

表12　六气与气候、物候、病候的关系*

| 六　气 | 气　候 | 物　候 | 病　候 |
| --- | --- | --- | --- |
| 厥阴风木 | 飘怒大凉 | 毛化 | 里急 |
| 少阴君火 | 大暄寒 | 羽化 | 疡胗身热 |
| 少阳相火 | 飘风燔燎霜凝 | 羽化 | 嚏呕疮疡 |
| 太阴湿土 | 雷霆骤注烈风 | 倮化 | 积饮痞隔 |
| 阳明燥金 | 散落温 | 介化 | 浮虚 |
| 太阳寒水 | 寒雪冰雹白埃 | 鳞化 | 屈伸不利 |

*. 飘怒，飓风大风；暄，大晴天；燔燎，炎热，山火；散落，树叶掉落；毛，带毛的昆虫；羽，带翅膀的昆虫或者羽毛的鸟类；倮，直接裸露的昆虫；介，带壳的昆虫；鳞，带鳞的昆虫；疡胗身热，身体发热起疙瘩；浮，浮肿

六气对气候、物候、病候的影响，在《素问·六元正纪大论》及《素问·至真要大论》中有着详细的论述，为了帮助大家更好地理解，本书将原文摘录如下，同时逐段进行解读。

以下为六气所至的正常情况。

黄帝问曰：五运六气之应见，六化之正，六变之纪何如？

黄帝问：五运六气变化表现于外，那么六气的常态和变化情况分别是怎样的呢？

岐伯对曰：夫六气正纪，有化有变，有胜有复，有用有病，不同其候，帝欲何乎？

岐伯回答说：六气有气化，有变化，有胜气，有复气，有作用，有病害，各有不同的情况，你想了解哪一方面的呢？

帝曰：愿尽闻之。岐伯曰：请遂言之。

黄帝都想知道，岐伯说：那我就一一讲给你听吧。

夫气之所至也，厥阴所至为和平，少阴所至为暄，太阴所至为埃溽，少阳所至为炎暑，阳明所至为清劲，太阳所至为寒雾，时化之常也。

厥阴风木之气至，则为平和；少阴君火之气至，则为温暖；太阴湿土之气至，则为尘埃湿润；少阳相火之气至，则为火炎暑热；阳明燥金之气至，则为清凉刚劲；太阳寒水之气至，则为寒冷气氛。这是四时气化后的正常气候情况。

厥阴所至为风府，为罢启。少阴所至为火府，为舒荣。太阴所至为雨府，为员盈。少阳所至为热府，为行出。阳明所至为司杀府，为庚苍。太阳所至为寒府，为归藏。司化之常也。

厥阴风木之气至，为风之所聚，象征物体破裂而开发；少阴君火之气至，为火之所聚，象征万物孳生蕃茂；太阴湿土之气至为雨之所聚，象征物体充盈圆满；少阳相火之气至为热之所聚，象征气化尽现于外；阳明燥金之气至，为肃杀之气所聚，象征升发之气变更；太阳寒水之气至，为寒之气所聚，象征着阳气敛藏。这是六气司化的一般情况。

厥阴所至为生，为风摇。少阴所至为荣，为形见；太阴所至为化，为云雨。少阳所至为长，为蕃鲜。阳明所至为收，为雾露；太阳所至为藏，为周密。气化之常也。

厥阴风木之气至，为万物发生、和风飘荡之象；少阴君火之气至，为万物繁荣、形象显现之象；太阴湿土之气至，为万物化育、湿化云雨之象；少阳相火之气至，为万物盛长、蕃盛鲜明之象；阳明燥金之气至，为收敛、气凝结成雾露之象；太阳寒水之气至，为闭藏、生机收敛闭密之象。这是六气正常的气化现象。

厥阴所至为风生，终为肃；少阴所至为热生，中为寒；太阴所至为湿生，终为注雨；少阳所至为火生，终为蒸溽；阳明所至为燥生，终为凉；太阳所至为寒生，中为温。德化之常也。

厥阴风木之气至，则气候温和，风气偏胜，植物萌芽生长，但也可能出现应温反凉，应生反杀，燥乃大行的反常变化；少阴君火之气至，则气候转热，但也可能出现外热内寒或应热反寒的气候变化；太阴湿土之气至，可能出现暴雨或大雨；少阳相火之气至，天气炎热，由于气候炎热，降雨增多，所以气候可由炎热发展为潮湿，形成湿热交争气候；阳明燥金之气至，则气候干燥，降雨减少，天气逐渐转为清凉；太阳寒水之气至，则气候寒冷，但也可能出现外寒内热或应寒反热的气候变化。这是六气正常的气候变化现象。

厥阴所至为毛化，少阴所至为羽化，太阴所至为倮化，少阳所至为羽化，阳明所至为介化，太阳所至为鳞化，德化之常也。

厥阴风木之气至，比较适合毛虫的胎孕生长；少阴君火、少阳相火之气至，比较适合羽虫的胎孕生长；太阴湿土之气至，比较适合倮虫的胎孕生长；阳明燥金之气至，比较适合介虫的胎孕生长；太阳寒水之气至，比较适合鳞虫的胎孕生长。这是六气正常的自然气候变化现象。

厥阴所至为生化，少阴所至为荣化，太阴所至为濡化，少阳所至为茂化，阳明所至为坚化，太阳所至为藏化，布政之常也。

厥阴风木之气至，则万物生发，所以为生化；少阴君火之气至，则万物繁荣，所以为荣化；太阴湿土之气至，则万物湿润，所以为濡化；少阳相火之气至，则万物茂盛，所以为茂化；阳明燥金之气至，则万物坚实，所以为坚化；太阳寒水之气至，则万物闭藏，所以为藏化。这是六气施政的一般情况，气布则物从其化，所以称为政。

厥阴所至为飘怒大凉，少阴所至为大暄寒，太阴所至为雷霆骤雨烈风，少阳所至为飘风燔燎霜凝，阳明所至为散落温，太阳所至为寒雪冰雹白埃，气变之常也。

厥阴风木之气至，旋风怒狂，但因风木亢盛则金气承而制之，所以其气大凉；少阴君火之气至，天气温暖，但因火气亢盛则阴精承而制之，其气寒冷；太阴湿土之气至，雷雨剧烈，但湿土亢盛则风气承而制之，狂风大作；少阳相火之气至，大风旋气，火热火燎，但火气亢盛则水气承而制之，夜间出现霜凝；阳明燥金之气至，植物凋谢，但金气亢盛则火气承而制之，其气温暖；太阳寒水之气至会有寒雪冰雹，但寒水亢盛则土气承而制之，其气为白色尘埃。这是六气正常气变的情况。

厥阴所至为挠动，为迎随。少阴所至为高明焰，为曛。太阴所至为沉阴，为白埃，为晦暝。少阳所至为光显，为彤云，为曛。阳明所至为烟埃，为霜，为劲切，为凄鸣。太阳所至为刚固，为坚芒，为立。令行之常也。

厥阴风木之气至，则物体扰动、随风往来；少阴君火之气至，则火焰高而明亮，因热蒸腾空中出现黄赤之色；太阴湿土之气至，则阴气沉滞，见白色尘埃，因湿蒸腾空中出现混黑之色；少阳相火之气至，则虹电等光显，出现赤色之云，因热蒸腾空中出现黄赤之色；阳明燥金之气至，则出现烟尘及霜冻，燥性有刚劲急切，自然界动物会出现凄惨之声；太阳寒水之气至，因水气寒凝成冰，为坚硬锋利挺立之象。气行而物无敢违，气至而物从之，这就是自然界节令变化的常态和规律。

以上均是六气正常行令的情况。以下为六气所至的致病情况。

厥阴所至为里急，少阴所至为疡疹身热，太阴所至为积饮痞隔，少阳所至为嚏呕，为疮疡，阳明所至为浮虚，太阳所至为屈伸不利，病之常也。

厥阴风木气至而致病，则腹中拘急；少阴君火气至而致病，则疮疡皮疹身热；太阴湿土气至而致病，则水饮积聚，阻塞不通；少阳相火气至而致病，则喷嚏呕吐，生疮疡；阳明燥金气至而致病，则皮肤浮肿；太阳寒水气至而致病，则关节屈伸不利。这是六气致病后的第一种典型表现。

厥阴所至为支痛；少阴所至为惊惑恶寒战慄谵妄；太阴所至为稸满；少阳所至为惊躁瞀昧暴病；阳明所至为鼽，尻阴膝髀腨胻足病；太阳所至为腰痛；病之常也。

厥阴风木气至而致病，因肝气不舒，所以胁肋部疼痛；少阴君火气至而致病，因扰心，所以易惊而惑乱，恶寒战慄，谵言妄语；太阴湿土气至而致病，因脾失运化，所以蓄积胀满；少阳相火气至而致病，因胆气上逆，所以易惊，躁动不安，昏晕闷昧，常突然暴病；阳明燥金气至而致病，因病气传足阳明经，所以会出现鼻塞，尻阴股膝胫足（足阳明经走向）等处疼痛；太阳寒水气至而致病，因足太阳膀胱经脉气不利，所以发为腰痛。这是六气致病后的第二种典型表现。

## 第4章 五运六气对人的影响

厥阴所至为缥戾，少阴所至为悲妄衄蔑，太阴所至为中满霍乱吐下，少阳所至为喉痹耳鸣呕涌，阳明所至为皴揭，太阳所至为寝汗痉，病之常也。

厥阴风木气至而致病，发病为筋脉拘急收缩；少阴君火气至而致病，发病为悲伤妄想，鼻中流污血；太阴湿土气至而致病，发病为上吐下泻，出现霍乱；少阳相火气至而致病，发病为眼部红肿疼痛，耳鸣，呕吐；阳明燥金气至而致病，发病为皮肤粗糙皲裂而揭起；太阳寒水气至而致病，发病则睡时汗发于胸颈腋之间，并出现肌肉紧张的现象，即痉病。这是六气致病后的第三种典型表现。

厥阴所至为胁痛呕泄，少阴所至为语笑，太阴所至为重胕肿，少阳所至为暴注瞤瘛暴死，阳明所至为鼽嚏，太阳所至为流泄禁止，病之常也。

厥阴风木气至而致病，则胁痛，呕吐泻痢；少阴君火气至而致病，则多言善笑；太阴湿土气至而致病，则身重浮肿；少阳相火气至而致病，则急剧泻痢不止，肌肉抽搐，甚至突然死亡；阳明燥金气至而致病，则鼻塞喷嚏；太阳寒水气至而致病，则大便泻痢，津液之窍道闭止不通。这是六气致病后的第四种典型表现。

凡此十二变者，报德以德，报化以化，报政以政，报令以令，气高则高，气下则下，气后则后，气前则前，气中则中，气外则外，位之常也。故风胜则动，热胜则肿，燥胜则干，寒胜则浮，湿胜则濡泄，甚则水闭胕肿，随气所在，以言其变耳。

凡此十二变者，六气作用为德时，万物以德回应；六气作用为化时，万物以化回应；六气作用为政时，万物以政回应；六气作用为令时，万物以令回应；气在上，则病位高；气在下，则病位低；气在中，则病位在中；气在外，则病位在外；这是六气致病病位的一般情况。所以风气胜者则动而不宁，热气胜者则肿，燥气胜者则干，寒气胜者则虚浮，湿气胜者则湿泻，甚则水气闭滞而臃肿。随着六气所在之处，以知其病变的情况。

虽然听完岐伯概括的六气对自然环境物候与人体的作用了，但黄帝还不满足，想继续进步。

帝曰：愿闻其用也。

黄帝想知道六气具体的应用是如何的。

岐伯曰：夫六气之用，各归不胜而为化。故太阴雨化施于太阳；太阳寒化施于少阴；少阴热化施于阳明；阳明燥化施于厥阴；厥阴风化施于太阴。各命其所在以征之也。

岐伯说：关于六气的作用，各自的归宿均为被克我之气而气化。土克水，故太阴湿土湿化作用于太阳寒水；水克火，故太阳寒水寒化作用于少阴君火；火克金，故少阴君火的热化作用于阳明燥金；金克木，故阳明燥金的燥化作用于厥阴风木；木克土，故厥阴风木的风化作用于太阴湿土。征，验也，这就是客气方月变化而产生的气化作用。

此外，《素问·至真要大论》还对司天之气、在泉之气、四部间气和人体相适应的情况进行了说明。

帝曰：愿闻上合昭昭，下合冥冥奈何？

黄帝问：人体与司天之气（上）及在泉之气（下）相适应的情况是怎样的呢？

岐伯曰：此道之所主，工之所疑也。

岐伯说：这受自然规律所主宰，也是一般医生（工）疑惑难明的。

帝曰：愿闻其道也。

黄帝想要知道其中的道理。

岐伯曰：厥阴司天，其化以风。少阴司天，其化以热。太阴司天，其化以湿。少阳司天，其化以火。阳明司天，其化以燥。太阳司天，其化以寒。以所临脏位，命其病者也。

岐伯说：厥阴风木司天，气从风化；少阴君火司天，气从热化；太阴湿土司天，气从湿化；少阳相火司天，气从火化；阳明燥金司天，气从燥化；太阳寒水司天，气从寒化。根据客气与脏腑的关系，来确定其疾病。

帝曰：地化奈何？

黄帝说：在泉之气的气化是怎样的呢？

岐伯曰：司天同候，间气皆然。

岐伯说：与司天同一规律，间气也是如此。

## 第4章 五运六气对人的影响

帝曰：间气何谓？

黄帝又说：间气是怎样的呢？

岐伯曰：司左右者，是谓间气也。

岐伯说：在司天和在泉之左右的，就叫间气。

帝曰：何以异之？

黄帝说：与司天在泉有何分别呢？

岐伯曰：主岁者纪岁，间气者纪步也。

岐伯说：司天之气与在泉之气为主岁之气，主管一年的气化，间气主一步，即六十天零八十七刻半的气化。

帝曰：善。岁主奈何？

黄帝说：很对！一岁之中气化的情况是怎样的呢？

岐伯曰：厥阴司天为风化，在泉为酸化，司气为苍化，间气为动化。

岐伯说：厥阴风木司天为风化（即巳亥之岁，风高气远，云飞物扬，风之化也），在泉为酸化（即寅申之岁，木司地气，故物化从酸），木运司气，故色化青苍（即丁壬年，此为五运岁运为苍化），在四部间气中为动化（即风化行则群物鼓动）。

少阴司天为热化，在泉为苦化，不司气化，居气为灼化。

少阴君火司天年为热化（即子午之岁，阳光熠耀，喧暑流行，热之化也），在泉为苦化（即卯酉之岁，火司地气，故物以苦生），君火不参与岁运的气化，四部间气为灼化，灼是光明的意思。

太阴司天为湿化，在泉为甘化，司气为黅化，间气为柔化。

太阴湿土司天为湿化，即丑未之岁，埃郁朦昧，云雨润泽，湿之化也。在泉为甘化，即辰戌之岁，土司地气，故甘化生焉。土运司气，故色化黄，为甲己年。此为五运，四部间气为柔化，即庶物遇湿而柔。

少阳司天为火化，在泉为苦化，司气为丹化，间气为明化。

少阳相火司天为火化（即寅申之岁，炎热光烈，蟠灼焦然，火之化也），在泉为苦化（即巳亥之岁，火司地气，故苦化先焉），火运司气，故色化丹赤（为戊癸年），此为五运，四部间气为明化（明即炳明的意思）。

阳明司天为燥化，在泉为辛化，司气为素化，间气为清化。

阳明燥金司天为燥化（即卯酉之岁，清切高明，雾露萧瑟，燥之化也），在泉为辛化（即子午之岁，金司地气，故辛化先焉），金运司气，故色化素白，此为五运，四部间气为清化（风生高劲，草木清冷，清之化也）。

太阳司天为寒化，在泉为咸化，司气为玄化，间气为藏化。

太阳寒水司天为寒化（即辰戌之岁，严肃峻整，惨栗凝坚，寒之化也），在泉为咸化（即丑未之岁，水司地气，故从化咸），水运司气，故色化玄黑，四部间气为藏化（冷凝而冷，庶物敛容，岁之化也）。

故治病者，必明六化分治，五味五色所生，五脏所宜，乃可以言盈虚病生之绪也。

所以作为一个治病的医生，必须明白六气所司的气化，以及五味、五色与五脏的关系，才可以对气化的太过、不及和疾病发生的关系有头绪。

帝曰：厥阴在泉而酸化先，余知之矣。风化之行也，何如？

黄帝说：厥阴在泉而从酸化，我早就知道了。风的气化运行又是怎样的呢？

岐伯曰：风行于地，所谓本也，余气同法。本乎天者，天之气也，本乎地者，地之气也，天地合气，六节分而万物化生矣。故曰：谨候气宜，无失病机，此之谓也。

岐伯说：风气行于地，这是本于地之气而为风化，其他火湿燥寒诸气也是这样的。即厥阴在泉，风行于地。少阴在泉，热行于地。太阴在泉，湿行于地。少阳在泉，火行于地。阳明在泉，燥行于地。太阳在泉，寒行于地。六气化于天者为天气，化于地者为地气，天地之气相互通化合，六节之气分而后万物才能生化。因此要谨慎地察候气宜，不可贻误病机。就是这个意思。

帝曰：其主病何如？

黄帝说：主治疾病的药物是怎样的呢？

岐伯曰：司岁备物，则无遗主矣。

岐伯说：根据岁气来采备其所生化的药物，则药物就不会有所遗漏了。

帝曰：先岁物何也？

# 第4章 五运六气对人的影响

黄帝说：为什么要采备岁气所生化的药物呢？

岐伯曰：天地之专精也。

岐伯说：因其能得天地精专之气，故药物气全而力厚。

帝曰：司气者何如？

黄帝说：司岁运的药物是怎样的呢？

岐伯曰：司气者主岁同，然有余不足也。

岐伯说：司岁运的药物与主岁的药物相同，然而有太过与不及的区别。

帝曰：非司岁物何谓也？

黄帝说：不属司岁之气生化的药物，又是怎样的呢？

岐伯曰：散也，故质同而异等也，气味有薄厚，性用有躁静，治保有多少，力化有浅深，此之谓也。

岐伯说：其气散而不专，所以非司岁和司岁的药物相较，形质虽同，却有等级上的差别，气味有厚薄之分，性能有躁静之别，疗效有多少之不同，药力所及也有浅深之异。就是这个道理。

帝曰：岁主藏害何谓？

黄帝说：主岁之气伤害五脏，是什么样的呢？

岐伯曰：以所不胜命之，则其要也。

岐伯说：以脏气所不胜之气来说明，就是这个问题的要领。

帝曰：治之奈何？岐伯曰：上淫于下，所胜平之；外淫于内，所胜治之。

黄帝说：如何治疗？岐伯说：司天之气淫胜于下的，以其所胜之气来平调之；在泉之气淫胜于内的，以其所胜之气来治疗。淫的意思是所不胜己者。

帝曰：善。天地之气，内淫而病何如？

黄帝说：很对。司天之气与在泉之气，淫胜于内而发病的情况是怎样的呢？

岐伯曰：岁厥阴在泉，风淫所胜，则地气不明，平野昧，草乃早秀。民病洒洒振寒，善伸数欠，心痛支满，两胁里急，饮食不下，膈咽不通，食则呕，腹胀善噫，得后与气，则快然如衰，身体皆重。

岐伯说：厥阴风木在泉之年（寅申年），风气淫盛，则地气不明，原野昏暗不清，草类提早生长。百姓多病洒洒然振栗恶寒，喜伸腰呵欠，心痛且有撑满感，两侧胁里拘急不舒，饮食不下，胸膈咽部不利，食入则呕吐，腹胀，多嗳气，大便或转矢气后觉得轻快，好像病情衰减了，但全身还是沉重。

岁少阴在泉，热淫所胜，则焰浮川泽，阴处反明。民病腹中常鸣，气上冲胸，喘不能久立，寒热皮肤痛，目瞑齿痛颐肿，恶寒发热如疟，少腹中痛腹大，蛰虫不藏。

少阴君火在泉之年（卯酉年），热气淫盛，山川水泽中阳气蒸腾，阴处反觉清明。百姓多病腹中时常鸣响，逆气上冲胸脘，气喘不能久立，寒热皮肤痛，眼模糊，齿痛，眼眶下肿，恶寒发热如疟疾发作，少腹疼痛，腹部胀大。气候温热，虫类迟不伏藏。

岁太阴在泉，草乃早荣，湿淫所胜，则埃昏岩谷，黄反见黑，至阴之交。民病饮积，心痛，耳聋浑浑焞焞，嗌肿喉痹，阴病血见，少腹痛肿，不得小便，病冲头痛，目似脱，项似拔，腰似折，髀不可以回，腘如结，腨如别。

太阴湿土在泉之年（辰戌年），草类提早生长开花，湿气淫盛，则崦谷之间昏暗浑浊，黄色的水反而见黑位，与至阴之气色相交合。百姓多病饮邪积聚，心痛，耳聋，头目不清，咽喉肿胀，喉痹，阴病而有出血症状，少腹肿痛，小便不通，气上冲头痛，眼如脱出，项部似拔，腰痛像折断，大腿不能转动，膝弯结滞不灵，小腿肚好像裂开一样。

岁少阳在泉，火淫所胜，则焰明郊野，寒热更至。民病注泄赤白，少腹痛溺赤，甚则血便，少阴同候。

少阳相火在泉之年（巳亥年），火气淫盛，则郊野烟明，时寒时热。百姓多病泄泻如注，下痢赤白，少腹痛小便赤色，甚则血便。其余症候与少阴在泉之年相同。

岁阳明在泉，燥淫所胜，则霜雾清瞑。民病喜呕，呕有苦，善太息，心胁痛不能反侧，甚则嗌干面尘，身无膏泽，足外反热。

阳明燥金在泉之年（子午年），燥气淫盛，则雾气清冷昏暗。百姓多病喜呕，呕吐苦水，常叹息，心胁部疼痛不能转侧，甚至咽喉干，面暗如蒙尘，身体干枯而不润泽，足外侧反热。

岁太阳在泉，寒淫所胜，则凝肃惨慄。民病少腹控睾，引腰脊，上冲心痛，血见，嗌痛颔肿。

太阳寒水在泉之年（丑未年），寒气淫盛，则天地间凝肃惨栗。百姓多病少腹疼痛牵引睾丸、腰脊，向上冲心而痛，出血，咽喉痛，颔部肿。

帝曰：善。治之奈何？

黄帝说：讲得好。要怎样治疗呢？

岐伯曰：诸气在泉，风淫于内，治以辛凉，佐以苦，以甘缓之，以辛散之。

岐伯说：凡是在泉之气，风气太过而浸淫体内的，主治用辛凉，辅佐用苦味，用甘味来缓和肝木，用辛味来散其风邪。

热淫于内，治以咸寒，佐以甘苦，以酸收之，以苦发之。

热气太过而浸淫体内的，主治用咸寒，辅佐用甘苦，用酸味收敛阴气，用苦味来发泄热邪。

湿淫于内，治以苦热，佐以酸淡，以苦燥之，以淡泄之。

湿气太过而浸淫体内的，主治用苦热，辅佐用酸淡，用苦味以燥湿，用淡味以渗泄湿邪。

火淫于内，治以咸冷，佐以苦辛，酸收之，以苦发之。

火气太过而浸淫体内的，主治用咸冷，辅佐用苦辛，用酸味收敛阴气，用苦味发泄火邪。

燥淫于内，治以苦温，佐以甘辛，以苦下之。

燥气太过而浸淫体内的，主治用苦温，辅佐用甘辛，用苦味泄下。

寒淫于内，治以甘热，佐以苦辛，以咸泻之，以辛润之，以苦坚之。

寒气太过而浸淫体内的，主治用甘热，辅佐用苦辛，用咸味泻水，用辛味温润，用苦味巩固阳气。

帝曰：善。天气之变何如？

黄帝说：对。司天之气的变化又是怎样的呢？

岐伯曰：厥阴司天，风淫所胜，则太虚埃昏，云物以扰，寒生春气，流水不冰，民病胃脘当心而痛，上肢两胁，膈咽不通，饮食不下，舌本强，食则呕，冷泄腹胀，溏泄瘕水闭，蛰虫不去，病本于脾。冲阳绝，死不治。

岐伯说：厥阴风木司天（巳亥年），风气过盛，则天空尘埃昏暗，云物扰动不宁，寒季行春令，流水不能结冰，蛰虫不去潜伏。百姓多病胃脘、心部疼痛，上肢两胁，咽膈不通利，饮食不下，舌本强硬，食则呕吐，冷泻，腹胀，便溏泄，肚子里有结块，小便不通，蛰虫藏于土中，病之根本在脾脏。若冲阳脉绝，多属不治的死症。

少阴司天，热淫所胜，怫热至，火行其政，民病胸中烦热，嗌干，右胠满，皮肤痛，寒热咳喘，大雨且至，唾血血泄，鼽衄嚏呕，溺色变，甚则疮疡胕肿，肩背臂臑及缺盆中痛，心痛肺䐜，腹大满，膨膨而喘咳，病本于肺。尺泽绝，死不治。

少阴君火司天（子午年），热气过盛，则天气郁热，君火行其政令。百姓多病胸中烦热，咽喉干燥，右胁上胀满，皮肤疼痛，寒热咳喘，热极则大雨将至，唾血、便血、衄血、鼻塞流涕、喷嚏、呕吐，小便色变，甚至出现疮疡，浮肿，肩、背、臂、臑及缺盆等处疼痛，心痛，肺胀，腹胀满，胸部胀满，气喘咳嗽，病的根本在肺脏。若尺泽脉绝，多属不治的死症。

太阴司天，湿淫所胜，则沉阴且布，雨变枯槁，胕肿骨痛阴痹，阴痹者按之不得，腰脊头项痛，时眩，大便难，阴气不用，饥不欲食，咳唾则有血，心如悬，病本于肾。太溪绝，死不治。

太阴湿土司天（丑未年），湿气淫胜，则天气阴沉，乌云满布，雨多反使草木枯槁。百姓多病浮肿，骨痛阴痹，阴痹之病按之不知痛处，腰脊头项疼痛，时时眩晕，大便困难，肾衰故阴气不用，饥饿而不欲进食，咳唾则有血，心悸如悬，病之根本在肾脏。若太溪脉绝，多属不治的死症。

少阳司天，火淫所胜，则温气流行，金政不平，民病头痛，发热恶寒而疟，热上皮肤痛，色变黄赤，传而为水，身面胕肿，腹满仰息，泄注赤白，疮疡咳唾血，烦心胸中热，甚则鼽衄，病本于肺。天府绝，死不治。

少阳相火司天（寅申年），火气淫胜，则温热之气流行，秋金之令不平。百姓多病头痛，发热恶寒而发疟疾，热气在上，皮肤疼痛，色变黄赤，传于里则变为水病，身面浮肿，腹胀满，仰面喘息，泄泻暴注，赤白下痢，疮疡咳嗽吐血，心烦，胸中热，甚至鼻流涕出血，病之根本在肺脏。若天府脉绝，多属不治的死症。

阳明司天，燥淫所胜，则木乃晚荣，草乃晚生，筋骨内变，民病左胠胁痛，寒清于中，感而疟，大凉革候，咳，腹中鸣，注泄鹜溏，名木敛，生菀于下，草焦上首。心胁暴痛，不可反侧，嗌干面尘腰痛，丈夫癞疝，妇人少腹痛，目昧眦，疡疮痤痈，蛰虫来见，病本于肝。太冲绝，死不治。

阳明燥金司天（卯酉之年），燥气淫胜，则树木繁荣时间推迟，草类生长较晚，筋骨发生变化。百姓多病在胠胁疼痛，感受寒凉清肃之气则发疟疾，咳嗽，腹中鸣响，暴注泄泻，大便稀溏。大凉之气使天气反常而收敛，为木敛，树木升发之气被抑制而郁伏于下，草类的花叶均现焦枯。心胁突然剧痛，不能转侧，咽喉干燥，面色如蒙尘，腰痛，男子癞疝，女子少腹疼痛，眼目昏昧不明，眼角疼痛，疮疡痈痤，应该蛰伏的虫类反而出动，病之根本在肝脏。若太冲脉绝，多属不治的死症。

太阳司天，寒淫所胜，则寒气反至，水且冰，血变于中，发为痈疡，民病厥心痛，呕血血泄鼽衄，善悲，时眩仆。运火炎烈，雨暴乃雹，胸腹满，手热肘挛掖肿，心澹澹大动，胸胁胃脘不安，面赤目黄，善噫嗌干，甚则色炲，渴而欲饮，病本于心。神门绝，死不治。所谓动气，知其藏也。

太阳寒水司天（辰戌之年），寒气淫胜，则寒气非时而至，水多结冰。百姓多病血脉变化于内，发生痈疡，厥逆心痛，呕血、便血、衄血、鼻塞流涕，善悲，时常眩晕仆倒，如遇戊癸火运炎烈，则有暴雨冰雹胸腹满，手热，肘臂挛急，腋部肿，心慌严重到要从心中跳出，胸胁胃脘不舒，面赤目黄，善嗳气，咽喉干燥，甚至面黑如炱，口渴欲饮，病之根本在心脏。若神门脉绝，多属不治的死症。由脉气的搏动，可以测知其脏气的存亡。

帝曰：善。治之奈何？

黄帝说：明白了。怎样治疗呢？

岐伯曰：司天之气，风淫所胜，平以辛凉，佐以苦甘，以甘缓之，以酸泻之。

岐伯说：司天之气，风气淫胜，治以辛凉，佐以苦甘，以甘味缓其急，以酸味泻其邪。

热淫所胜，平以咸寒，佐以苦甘，以酸收之。

热气淫胜，治以咸寒，佐以苦甘，以酸味收敛阴气。

湿淫所胜，平以苦热，佐以酸辛，以苦燥之，以淡泄之。湿上甚而热，治以苦温，佐以甘辛，以汗为故而止。

湿气淫胜，治以苦热，佐以酸辛，以苦味燥湿，以淡味泄湿邪。若湿邪甚于上部而有热，治以苦味温性之药，佐以甘辛，用汗解法恢复其常态而止。

火淫所胜，平以酸冷，佐以苦甘，以酸收之，以苦发之，以酸复之，热淫同。

火气淫胜，治以咸冷，佐以苦甘，以酸味收敛阴气，以苦味发泄火邪，以酸味复其真气，热淫与火淫所胜相同。

燥淫所胜，平以苦湿，佐以酸辛，以苦下之。

燥气淫胜，治以苦温，佐以酸辛，以苦味下其燥结。

寒淫所胜，平以辛热，佐以甘苦，以咸泻之。

寒气淫胜，治以辛热，佐以甘苦，以咸味泄其寒邪。

## 三、五运六气指导二十四节气养生

### （一）二十四节气与五运六气

二十四节气起源于黄河流域，是古人通过观察太阳周年运动，认知一年之中时节、气候、物候的规律及变化所形成的知识体系和应用模式。春秋时代初定仲春、仲夏、仲秋和仲冬四个节气；秦汉时期完全确立二十四节气；西汉确定二十四节气的名称；东汉正式把二十四节气订于历法，明确了二十四节气的天文位置，太阳从黄经零度起。沿黄经每起行15°所经历的时日称为"1个节气"，每年运行360°，共经历24个节气，每月2个（见文前彩图9）。二十四节气以时节为经，以农桑与风土为纬，始于立春，终于大寒，构建了中国人的生活韵律之美。

## 第4章 五运六气对人的影响

**1. 五运六气与二十四节气内在联系**

五运六气与二十四节气的本质都为地球阴阳二气的升降沉浮运动，均与天体的运动密切相关。同时，随着阴阳二气在天、地间的相对改变，对生物的生长，兴盛及衰亡的过程产生影响，而气候的改变，植物的生长、兴盛、衰亡实际上就是从另一个角度反映了人体阴阳二气在不同节气中的运行特点。

植物经春而生发，则阳气上升；经夏而繁茂，则阳气上浮；经秋而叶落，则阳气下降；经冬而添根，则阳气下沉。而植物个体阴气的升降浮沉，即为自然的阳热的升降浮沉，即亦为人体阴气的升降浮沉。

"五运六气"对气候有详细的划分，把一年分为风、暖、热、雨、燥、寒六个时节，一年中每个时节都存在两三种气候。

**2. 五运六气与二十四节气的气候划分**

按五运六气理论，"六气"分为六步，与二十四节气的对应关系为大寒、立春、雨水、惊蛰为初之气，春分、清明、谷雨、立夏为二之气，小满、芒种、夏至、小暑为三之气，大暑、立秋、处暑、白露为四之气，秋分、寒露、霜降、立冬为五之气，小雪、大雪、冬至、小寒为终之气（表13）。五运六气以大寒开始，终之气也是以第二年大寒来临而结束。二十四节气则顺应四季变化规律，以立春作为起始，以第二年立春来临作为终结进行划分。之所以五运六气不以立春开始，是因为大寒正处地上阴气盛，地下阳气升发的节气。此时阴极化阳，阳气升发，即将出土的节气应视为一年气候运转的起点，而立春是阳气正式开始显现与起作用的时候。可见，五运六气与二十四节气的起点虽不同，但都是围绕阳气的运动进行阐述的。

表13 六气与节气对应关系

| | 初之气 | 二之气 | 三之气 | 四之气 | 五之气 | 终之气 |
|---|---|---|---|---|---|---|
| 时间 | 大寒<br>立春<br>雨水<br>惊蛰 | 春分<br>清明<br>谷雨<br>立夏 | 小满<br>芒种<br>夏至<br>小暑 | 大暑<br>立秋<br>处暑<br>白露 | 秋分<br>寒露<br>霜降<br>立冬 | 小雪<br>大雪<br>冬至<br>小寒 |

## （二）六气养生要点

从六气来说，主气的初之气为厥阴风木，相当于每年的初春，气候变化多风，疾病流行以肝病居多。二之气为少阴君火，相当于每年的暮春初夏，气候逐渐转热，疾病流行以肝心病居多。三之气为少阳相火，相当于每年的夏季，气候炎热，疾病流行以心病、暑病居多。四之气为太阴湿土，相当于每年的暮夏初秋，气候变化以湿气为重，疾病流行以脾病居多。五之气为阳明燥金，相当于每年秋冬之间，气候变化以燥气较重，疾病流行以肺病居多。终之气为太阳寒水，相当于每年的严冬，气候变化以严寒较重，疾病流行以寒性的骨关节病和感冒居多。总之，我们可以根据运气中"五运六气"的变化规律来推测疾病发生的大致情况及制订养生策略。

### 1. 初之气的养生要点

初之气即风季，为每年的1月20日前后至3月19日前后，包括大寒、立春、雨水、惊蛰4个节气。具体到节气部分，大寒、立春以风、寒显著。初之气主气为厥阴风木，气候特征主要应表现为温和风。这是因为从大寒节气开始，地下水经过一整个冬天的封藏，其能量开始向上散发到地面，使得地面天气由寒转温。这个过程是一个能量疏泄的过程，与五行之木相应。疏泄过程易形成风，因此又称为风木。厥阴表示阴气最重之时，即大寒节气，此时地上阳气最少，阴气最多，因此称为"厥阴"。所以，厥阴风木的气候特点是在阴气极重的大寒节气后，天气开始转温，并伴随着风的出现。风气通于肝，风吹则肝木摇，上摇则下摆，居土下根部的阳气则顺势上升而成疾病，因此阳根不固，则易成虚病。而人体的脏腑功能与之最密切相关的是脾胃。脾胃者，化生中气，为人体气机的枢纽。其功能的发挥正常与否，往往对人整体的功能有着很大的影响。因此在大寒、立春节气，疏肝、柔肝、健脾、固根为养生、防治疾病的要点。在雨水、惊蛰节气，除了原有的风与寒，还有湿的特点显现。正如《素问·阴阳应象大论》曰："地气上为云，天气下为雨，雨出地气，云出天气。"此为阴、阳二气交感过程中产生的现象，当以阳气为主导时，气化为云，而当以阴气为主导时，则形化为雾、露、雨、霜。地气寒则凝为霜，地气温则降为雨。雨水来临，是为阳气出土，故地气渐暖。雨水连绵，则说明大气阴寒偏盛。而寒与湿易困脾土，因此在雨水、惊蛰节气除了要避风寒，还要注重除湿健脾。

具体到初之气的养生，其实除了主气，我们还要考虑当年客气特征和影响。

以2023年为例，癸卯年为岁运火运不及，司天之气为阳明燥金，在泉之气为少阴君火。初之气的主气为厥阴风木，客气为太阴湿土。其中在初之气阶段对气候产生影响的有，主管上半年的司天之气阳明燥金、客气太阴湿土，天气阴冷降雨增加就是其具体表现。此阶段阴气开始凝聚，天气肃凉。正月二月人气在肝，阳气正是升发之时，根据湿邪趋下的特点，会出现下肢浮肿，小便黄赤，淋漓不尽的里热证。阳明燥金之气伤肝，所以在足厥阴肝经循行所过之处会有症状，如呕逆反酸（肝经挟胃），面目浮肿，内热胀满，鼻血，鼻塞，喷嚏等，该症状均为阳明经气被太阴寒湿之气郁结，鼻额面都是阳明胃经循行所过之处。正如《灵枢·经脉》所载："胃足阳明之脉起于鼻之交頞中，旁纳太阳之脉，下循鼻外，入上齿中，还出挟口环唇，下交承浆，却循颐后下廉。"

初之气虽然已经渐渐变暖，但天气也会时常反复。春季正是万物苏醒的时候，流行性感冒也在这时开始四处蔓延。古人会说风季"天地阴气较重"，如果不做好保暖工作，就很容易出现感冒、头痛、头晕等现象。所以不要过早脱下冬衣，换上春装。

**2. 二之气的养生要点**

二之气即暖季，为每年的3月20日前后至5月20日前后，包括春分、清明、谷雨、立夏4个节气。二之气主气为少阴君火，少阴表示阴气较少，但仍有阴的特质，它象征着阳气的初生阶段，如春季的温暖而明亮，因此与君火相应。君火，就像一位明智的君主，带来温暖和光明，促进万物的生长，是生命力量的体现。气候特征主要表现为温暖而明亮，如同明君主持，带来生机与繁荣。这是因为随着春季的深入，阳气逐渐升腾，天气由温转热。少阴君火象征着阳气的盛长，为万物生长提供必要的温暖与光明。此时，大地回春，万物复苏，呈现出一派欣欣向荣的景象。随着春日的深入，气候由温和转为温暖，阳气逐渐升发，万物生长迅速。此时，人体的脏腑功能与之最密切相关的是肝和心。肝主疏泄，心主血脉，二者共同维持气血的正常运行。因此，在二之气阶段，养生应注重以下几点。首先，要顺应阳气的升发，调整作息，夜卧早起，增加户外活动，以助阳气的升发。同时，保持心情愉悦，避免抑郁和恼怒，以利于肝气的疏泄。其次，要注重饮食的调养。此时宜食清淡甘润之品，如新鲜蔬菜、水果、豆类，以养阴润燥，生津止渴。避免过食辛辣、油腻之物，以免助热生火，伤害肝气。在谷雨节气后，雨水增多，湿邪易困脾土。因此，除湿健脾仍是养生的重要一环，可以适当食用具有健脾祛湿作用的食物。同时，保持居住环境的干燥通风，避免长时间处于潮湿环境中。最后，随着立夏节气的到来，天气逐渐转热，心火易旺。此时，要注意清心火、养心阴。可以适当食用具有清热养阴作用的食物。同时，避免过度劳累和情绪激动，以免耗伤心阴。

具体到二之气的养生，其实除了主气，我们还要考虑当年客气特征和影响。

以2023年为例，二之气的主气为少阴君火，提示随着阳气的进一步升发、饱满，大地之上开始明朗，有如君临天下，客气为少阳相火，即二之气少阳相火还会受到客气少阳相火的影响。同时二之气仍将受到岁运火不足、阳明燥金司天之气的主导。因二之气的客气少阳相火，客主加临后二火相加燥金之气势衰，导致气候异常炎热，有可能造成瘟疫流行。在春分、清明节气中，阳气盛极而升发，此时心气正盛，火势旺盛，若体内阴气不足则容易导致心脏发病。

暖季开启升温，慢慢过渡到夏季，这时候要防火邪。中医学认为，暖季是人体火气最旺的时候，比较容易上火。这个时间最好不要吃太多辣椒，容易长痘和患口腔溃疡，也要避免吃太多热气的东西，可以多喝下火茶。

**3. 三之气的养生要点**

三之气即热季，为每年的5月21日前后至7月22日前后，包括小满、芒种、夏至、小暑4个节气。三之气主气为少阳相火，少阳则表示阳气虽少，但已经开始占据主导地位，象征着阳气的成长阶段，如初夏的渐增炎热。相火，与少阳相应，辅助君火，共同推动生命活动的进行。

相火就像一位得力助手，协助君主治理国家，使生命活动得以顺利进行。三之气为少阳相火时，气候特征犹如初夏的暖阳，带着渐增的炎热与活力。少阳相火，标志着阳气已由春日的温柔转变为夏日的热烈，仿佛一个年轻的壮士，充满了力量与热情。此时，气温逐渐攀升，大地被阳光热情拥抱，万物在这股热力之下更加茁壮成长。天空湛蓝，阳光明媚，偶尔的微风也带着夏日的热情，让人感受到季节的更迭与生命的蓬勃。随着夏日的深入，气候由温暖逐渐转为炎热，阳气达到顶峰，万物茂盛。此时，人体的脏腑功能与之最密切相关的是心和脾。心主血脉，脾主运化，二者共同维持气血的正常运行和水液的代谢。因此，在三之气阶段中，养生应注重以下几点：首先，养心安神。夏日炎热，易使人心烦气躁。要保持心情愉悦，避免过度劳累和情绪波动，以免耗伤心阴。其次，注意清热解暑。夏日炎热易使人中暑，出现头晕、恶心、呕吐等症状。要注意防暑降温，避免长时间在烈日下暴晒。夏日雨水增多，湿邪易困脾土。要保持居住环境干燥通风，避免长时间处于潮湿环境中，可以适当食用具有健脾祛湿作用的食物等。最后，顺应夏日昼长夜短的特点，适当调整作息时间，晚睡早起，中午适当午休以补充体力。

具体到三之气的养生，其实除了主气，我们还要考虑当年客气特征和影响。

以2023年为例，三之气的主气为少阳相火，提示地面阳热盛满，客气为阳明燥金，同时三之气时期仍将受到岁运火运不足、阳明燥金司天之气的主导。故三之气的燥、热交相配合。在小满、芒种节气中，阳气外浮，此时人气在心，心气部于体表，此时外界燥凉之气到来，人体就会发作寒热的症状，外寒内热，怕冷，皮肤痛，口干渴等。到了夏至时节，阳气虽盛但阴气初始，人体容易感到疲倦和不适。因此，养生要顾护阳气，避免过度贪凉而伤害体内的阳气。同时，要保持心情愉悦，避免情绪波动过大，以调养心神。在饮食上，可以食用清补凉汤、凉茶、酸梅汤等来避暑，同时要多喝水以补充体内水分。小暑时节，由于天气炎热，人体出汗多、消耗大，容易出现疲惫、食欲不振等症状。在饮食上，应以清淡、易消化、富含维生素的食物为主，如新鲜蔬菜、水果、豆类等。同时，要注意多喝水以补充体内水分和解除疲劳。此外，小暑时节还要特别注意防暑降温和防晒工作，以避免中暑和晒伤等问题的发生。

暑邪，比前面的火邪还严重。因为夏天时身体内的水分变少，人就容易口渴，特别想喝水，还小便短少。加上消耗过大，容易气短、无力、中暑。在这个季节里，一定要记得防晒，减少户外暴晒的时间。

**4. 四之气的养生要点**

四之气即雨季，为每年的7月23日前后至9月22日前后，包括大暑、立秋、处暑、白露4个节气。这一时期阳气开始从地面敛降，暑气逐渐转化为水湿。随着天气转凉，地面上的水汽凝结成水珠，形成湿润的环境。这种湿润的气候特点与土壤中的水分含量较高相对应，因此被称为湿土。根据阴阳五行理论，太阴代表阴气极盛之时。在四之气阶段，虽然地面上仍然炎热，但地下已经开始降温，这种上热下寒的格局使得大气中的阴气增多。同时，土在五行中代表中央和运化之意，具有生化万物的功能。因此，将四之气命名为太阴湿土，既体现了这一时期阴阳气血的变化特点，又强调了土在其中的重要作用。在运气学说中，太阴湿土还与人体脏腑功能和疾病变化密切相关。中医学认为脾主运化水湿，而太阴湿土的气候特点容易影响脾的运化功能，导致水湿内停而产生各种疾病。四之气，特别是其包含的长夏时节（大暑至秋分前），湿气盛行。中医学认为脾主运化水湿，脾的功能在这个时期显得尤为重要。如果脾的运化功能受到湿邪的影响，就可能导致水湿内停，进而产生各种疾病。因此，在四之气阶段，特别需要注意保护脾胃，避免过食生冷、油腻之品，以免助湿伤脾。同时，可适当食用健脾祛湿的食物，以增强脾的运化功能，抵御湿邪的侵袭。

具体到四之气的养生，其实除了主气，我们还要考虑当年的客气特征和影响。

以2023年为例，四之气的主气为太阴湿土，提示土气逐渐将阳热收入地下，气温开始降低，客气为太阳寒水，同时四之气仍将受到少阴君火在泉之气的主导。四之气寒湿之气到来，此时地气蒸腾遇见寒冷的空气，水蒸气凝结形成暴雨，五月六月人气在心，心主血脉，被寒气所伤会有心痛、痈疽、疮疡、疟之类疾病发生，同时手少阴心经循行经过咽，会有咽干渴而欲引的表现，心包者代君受邪，寒伤心包会有暴仆谵妄等神志病出现。在处暑、白露节气中，处暑为末伏，而常语"秋老虎"实为阳热下逾所致。处暑以后，秋意始现。空气相对干燥。但夏季余照仍然缠绕地表，故此时温燥较易伤人。白露时节，阳热渐入土中，土中热气随之向上散布，一旦遭遇凉气，便凝聚消散而形成露珠，因此早晚可见露珠生成。当雨天使得天空暗淡，早晨至午间金气旺盛时，微弱的外散之气又被吸入土中，导致大气变得干燥。而秋气通于肺，肺主气，可呼吸。合皮毛开窍于鼻，故自然之气的变化，肺先受之，且肺金与秋燥同气相求，故相通之邪更易犯肺，若伤之，则心火乘之、肝火侮之。故处暑、白露节气，应注重养肺阴、益肺气，以资其收降相火之力。大暑时节，正值盛夏酷暑之际，阳气炽盛，天气酷热，为一年中最热的时期。此时，地表温度高，空气湿度也较大，常感闷热难耐，如同蒸笼一般。人们在这种环境下容易汗出过多，导致体内水分和电解质失衡，出现中暑、疲劳等症状。因此，大暑时节养生的重点在于防暑降温，保持体内水分平衡，避免长时间暴露在高温环境中。立秋之后，虽然暑热未尽，但天气开始逐渐转向凉爽。此时，早晚温差逐渐增大，空气中的水分也逐渐减少，气候开始变得干燥。这种温燥的气候特点容易伤害人体的阴液，导致皮肤干燥、口鼻干燥、干咳等症状。同时，由于夏季的炎热消耗了大量的体力，人体在立秋时节也容易出现疲劳、乏力等现象。因此，立秋时节的养生重点在于滋阴润燥，补充体力，保持心情愉悦，避免过度劳累。大暑和立秋两个节气虽然相邻，但气候特点有所不同。应根据节气的变化及时调整饮食和生活习惯，以保持身体的健康状态。例如，在大暑时节可以多吃清热解暑的食物，如绿豆、西瓜；而立秋时节则可以多吃滋阴润燥的食物，如梨、蜂蜜。

雨季讲究避湿邪。百姓在这个季节，很容易脾虚，简单来说就是肠胃不好，体内湿气很重。所以，这个时候一定要做好祛湿工作。大便容易黏马桶，汗比较黏腻，且伴有口臭，都是湿气重的表现。

**5. 五之气的养生要点**

五之气即干季，为每年的9月23日前后至11月21日前后，包括了秋分、寒露、霜降、立冬4个节气。五之气的主气为阳明燥金，提示五之气时期，阳热收敛。"阳明"代表了阳气的明亮和盛大，与秋季的收敛特性相结合。"燥"是指秋季气候的干燥特性，因为此时空气中的水分减少，湿度降低。"金"在五行中代表收敛、下降的特性，与秋季万物逐渐凋零、收敛的态势相符。因此，"阳明燥金"这一名称综合了季节、气候和五行的特点，反映了秋季阳气收敛、明亮及气候干燥的特点。五之气通常对应着秋季，秋季气候以干燥为主，而肺为娇脏，喜润恶燥，因此肺脏在秋季最易受到燥邪的伤害。同时，肺主气，司呼吸，与秋季的阳气收敛、下降相应，因此肺脏在五之气阶段的生理功能也尤为重要。

具体到五之气的养生，其实除了主气，我们还要考虑当年的客气特征和影响。

以 2023 年为例，气温转凉，客气为厥阴风木，同时五之气仍将受到少阴君火在泉之气的主导，厥阴风木用事，秋天反行春令，这是一个温暖如春的秋天，草木欣欣向荣，体感舒适舒服，避免饮食辛辣，注意温燥的发生。秋凉反温，警惕冬不潜藏。冬季是一个适合养藏的季节，此时阳气应逐渐收敛、潜藏于体内，以温养脏腑，为来年的生机勃发储备能量。如果冬季不注意养藏，过度消耗阳气，就会损害身体健康，导致来年春季容易生病。秋凉反温导致冬不藏精的原因是它打乱了自然的收藏节律。人体养生中，"藏"是一个重要环节，尤其在冬季，人们应该遵循"藏"的原则，通过收敛和收藏人体的"精"来保养身体。如果秋季反常地温暖，这可能影响人体正常的收藏过程，使得阳气在冬季不能得到充分的封藏和休息。当春天到来时，阳气需要升发，但由于之前未能得到充足的"睡眠"和过度消耗，其卫外功能会减弱，抵抗力下降，从而导致"冬不藏精"的现象。这可能会引发一系列健康问题，如发热、口渴、心烦、小便短赤。

秋分、寒露节气之际，秋分标志着大地之上阴阳相半，此后阳热渐减，气温由温转凉。至寒露之时，地面之上阴气已盛于阳气，故早晚之露，寒意渐显。由于受到厥阴风木之气的影响，所以此节气不会很凉，气温冷暖不定，但总体趋势是逐渐降低。因此，在秋分、寒露节气中宜适寒温，利水湿。

在霜降、立冬节气之际，土下阳热居多，阴土之气尚可敷散出于地表。但此时大气阴盛，故聚而成形，在金气收敛之力下，反降于地，地寒而凝为霜，即为霜降。立冬之际，随着阳热的收敛与潜藏，地面之阳热渐稀，大气虽寒，然土下犹温，暖土孕育生机，以备来年春日之萌生。此时人体应顺应自然，阳气渐趋下部，温煦五脏，强健肌皮肉骨。虽外界天寒，然阳守于内，自可御寒。因此，在霜降、立冬节气中，宜健运脾土，收敛阳气，以固根本。

在干季，人体常易发生静电现象，这是燥邪开始活跃的表现。此时，润肤显得尤为重要，可以涂抹护手霜和身体乳来做好保湿工作，保持皮肤滋润。不仅皮肤畏惧燥邪，肺部也同样易受其侵扰，因此，润肺同样不可忽视。

**6. 终之气的养生要点**

终之气即寒季，大致对应每年的 11 月 22 日前后至次年的 1 月 20 日前后，这一时段涵盖了小雪、大雪、冬至、小寒 4 个节气。在小雪与大雪节气中，小雪之时，阳热虽潜藏于地下而带来温煦，但潜藏尚浅，因此地下之水蒸腾较少。水汽受大气之寒而凝结成形，化为雪，水汽少则雪亦少，故得名小雪。至于大雪，常有"瑞雪兆丰年"之说，意指地下阳热盛满，封藏之力强大，阳气坚实而不外泄。如此，待到春日阳气升发之时，作物便能茁壮成长。人体内寒的产生源于正气不足，正气每减一分，体内之阴寒便增一分。因此，小雪与大雪节气的养生要旨皆在于潜藏阳气，使之固密而不外泄。

冬至、小寒节气，是自然界中"降极而升"的典范，标志着升降旋转、周而复始的生生之道。冬至这天，夜晚长达一年之最，随后逐渐缩短，白昼则开始延长，恰如"降极而升"的生动体现，即事物发展至极端后，自会向对立面转化。无论是季节交替、日夜更迭，还是生命的成长与衰老，皆遵循这一循环模式。冬至与小寒作为循环中的关键节点，彰显了自然规律的持续性和周期性。"生生"意指生命的诞生与延续，而这种升降旋转、循环往复的自然法则，不仅是自然界运行的基本规律，也是生命得以产生和维持的根本原理。因此，在这两个节气中，守护一份阳气便是守护一份生机。从自然物候角度看，严寒的冬季预示着来年作物的丰收。对人体而言，冬日的阳气潜藏于肾水之中，水火相济，使得气温而不寒，形润而不枯。阳气充沛且固守不散，人体便能得到滋养，到了春天便精神焕发，少生大病，即便有病也能逐渐康复；反之，若阳气衰败或外泄，则会失去生机，春季到来时便显得萎靡不振。因此，冬至、小寒时节仍应注重潜藏和补益阳气，以滋养生机。

以 2023 年为例，终之气的主气为太阳寒水，提示阳气潜藏，大地之上一派寒冷，客气为少阴君火，同时终之气仍将受到少阴君火在泉之气的主导。冬天气候不冷反暖，即蛰虫不藏，因为天气温暖，冬眠的虫子都爬出了，阳气为正常封藏反而浮越，会出现冬温的疾病，即口干、发热、头痛、喉燥等。

冬季养生，防寒为首要任务。此时，不少人易感全身发冷，关节疼痛，且不易出汗。然而，长久躲在温暖的被窝中并非良策，更应注重适量运动与滋补，以促进身体健康。

以上和我们平时说的四季不太相同，是对四季的季节趋势作进一步的细化与分类，根据运气学说，风季应避风邪、暖季避火邪、热季避暑邪、雨季避湿邪、干季避燥邪、寒季避寒邪。根据不同的时节，对症下药，平衡体内阴阳，以适应天气和环境变化。外在的环境和多变的天气是我们无法改变的，但我们能培养自己的养生观念，从而保持身体的健康状态。

# 第 5 章　人体小宇宙与天地大宇宙

## 一、不同的出生时空，不同的弱脏与体质

谈到出生时空，大家不免想到传统文化中的八字命理学，八字命理学与八卦易卜、紫微斗数、风水、相学等被称为我国神秘文化，即玄学。笔者以为这个"玄"字很不恰当，是长期以来大家没有深入了解它而产生的误解。为什么这么说呢？第一，它的基本理论和基础知识易学易懂，脉络清晰；稍具文化知识的人经过一段时间的研习都可以窥探一二，渐次而解个中三昧。第二，命理学所讲的运与大家认为的天命思想有很大区别。天命思想宣扬的是冥冥中有某个神灵掌握着我们的人生，我们既不可知也无能为力；命理学则认为生命来自于宇宙，时空不断转换产生人生过程，因此人生必定要受到宇宙场不断变化状态的影响，而通过命理学可预知其变化规律，从而起到趋吉避凶、引善拒恶的作用。从某种意义上讲，四柱八字这门古老的命理学可以说具有现代科学的某些特性。这些年，西方的星座、塔罗牌等预测文化，在国人中，特别是年轻朋友中风靡一时。笔者总想，为何舶来的星座文化、塔罗文化如此兴盛，而中华民族传承几千年的易学文化却没有被众多年轻大众所接受，也许是其展现形式所导致。深奥的语言需要从高语境向低语境转化，才能被更多大众所接受。因此，本书也希望能弘扬我们中华民族的"星座"文化！本书主要讲解出生时相医与健康的关系，即先天的强、弱脏，或称为疾病易趋性的影响，以及不同时相对当下人体的影响。"法于阴阳，和于术数"，我们这里讲的也属于中医学的"数术"！

运气禀赋，即运气体质，是指因天体运动而产生的不同运气状态，从而影响所形成的人体先天体质。运气对人先天体质的影响，《内经》有所论述。《素问·宝命全形论》云："天地合气，命之曰人。"《素问·五常

政大论》云:"气始而生化,气散而有形,气布而蕃育,气终而象变,其致一也。"自然界万事万物均秉承天地之气而生,人体出生时亦能感受到四时自然之气。《素问·宝命全形论》云:"人以天地之气生,四时之法成。"因此人在出生时,感受的季节气候、五运六气等具有寒热等属性的不同,所被赋予的运气禀赋也会不同,所形成的体质类型也具有差异性。

既然人是自然界的一部分,是天人合一的产物,那么人这个生命体就是一个开放的生命系统,既包括父母遗传的生命系统,也含有与天体运动相关的自然遗传的生命系统。也就是说,一个人在出生时,成为个体的那一刻就被打上了自然时空规律的烙印,即日月五星天体运动规律的烙印。所以《内经》提出了跟随天体运动产生的四时阴阳养生和推断生理、病理发展及治疗的理论,这就是本书提出用出生时期的时空论治疾病和预测健康、养生的依据。人是生物之一,也像动植物一样有季节性和地域性,各地区的人都有自己的方言及民俗,特别是古代交通不便时,人从出生到死亡大概率都是在一个地区,呼吸该地区的空气,摄入该地区的饮食,自然就具备了该地区的特性,所谓一方水土养一方人。所以《素问·异法方宜论》一篇专门讨论此事:认为胎儿好比植物种子,种子脱离母体后要按照季节和地域栽种,胎儿出生也需顺应季节和地域,在生长中都会受到季节及地域的必然影响。

一个人体质形成受到很多因素的影响,胎儿在母体之中,是母体的一部分,是父母遗传的有形生命体。胎儿出生断开脐带打开肺门的时刻就成为一个独立的生命体了,并开始独立接受大自然的能量,即所谓"天地合气,命之曰人"。出生时辰是人体接受自然遗传生命体的时刻,所以可推算人生运程。出生时辰信息蕴含着宇宙自然的信息,有地球带着月亮绕太阳公转的年信息和朔望月信息,有地球自转的日信息和时辰信息、木火土金水五星与地月系统相互运动的信息。正如《素问·宝命全形论》曰:"天覆地载,万物悉备,莫贵于人。人以天地之气生,四时之法成。"说明了人蕴含着天地之间的信息,这些信息都准备好了,所形成的人是万物之灵。人凭借着天气与自然之气,按照"一年"四时运行的法则生长,正如《素问·四气调神大论》曰:"故阴阳四时者,万物之终始也,死生之本也,逆之则灾害生,从之则苛疾不起,是谓得道。"人不仅需要适应与顺从四时气候变化，人体也必须顺从与适应地理位置、自然环境、水质空气等因素。这些都是养生防病必须遵循的重要原则。老子李耳在《道德经》云："有物混成，先天地生。寂兮寥兮，独立而不改，周行而不殆，可以为天下母。"他认为构成世界的原初物质是形而上者的"道"，宋钘、尹文将这种原物质称之为"气"。《内经》受这些学说的影响，也认为"气"是宇宙万物的本原，"太虚寥廓，肇基化元，万物资始，五运终天"。在天地未形成之先便有了气，充满太虚而运行不止，然后才生成宇宙万物。这其实揭示了天体演化及生物发生等自然法则。在宇宙形成之先，就是太虚。太虚之中充满着本元之气，这些气便是天地万物化生的开始。由于气的运动，因此也便有了星河、七曜（日月及木火土金水五星），有了阴阳寒暑，有了万物。在地球中，阴阳五行的运动，统领着大地的运动变化和万物的发生与发展。

作为人，我们是宇宙的一部分，因此，我们想要摆脱宇宙对我们的影响是不可能的。人是父母遗传和自然遗传结合的生命体。中医学中最能反映"天人合一"整体观的思想就是运气学说。通过上面的学习，大家也发现运气学说指的就是六种状态下气的五种运动形式，以及它们与人的生长壮老已的关系，不完全都讲疾病。《内经》上记载了某一年天气如何，对人的影响如何，那么我们是否可以顺着这个思路，探索人体疾病的易感性是否与出生时相相关？在其生命中所患的疾病，是否与出生时运气特征相关呢？笔者的临床实践也证明这是一个确实存在的情况，也就是运气体质与出生年月的相关性。

发病的时间与运气特征具有相关性，即每一年都有疾病的易趋性，每一年都有部分脏腑的负担重，从而易患病。举例来说，人体在受宇宙运动影响的过程中，会根据不同的运动状态，产生不同的负荷。运动的脏腑承担任务就有负荷，就得不到休息。如果原来就存在相关疾病，那么，在今年这个时候就会出现超负荷运行，原来的疾病也会趁势显现出来。

不同的体质在不同的时期对发病可能有特殊的易感性。如痰湿体质的人，遇到土运太过的年份，或者太阴湿土起作用时，更容易发病。所以，用运气思想看人体健康，就需要关注三个"W"，第一个是 Who，到底是什么人,即先天体质如何。第二个是 When,在什么时间。第三个是 What disease,患什么病。具体说来就是,出生时的运气特征与人一生的体质相关;初发病情与当时的运气特征相关;治病时药方、针方或者其他手段都与此时的运气相关。

本书在下文中,将详细论述如何根据出生时相推算个人的先天弱脏,或健康短板及先天的运气禀赋。

## 二、先天运气禀赋的推算

### (一)出生之年与五脏系统弱脏的推算

一个人可能患数以百计的疾病。按现代医学的分类,病名成千上万,每年都有新增加的。在中医学范畴内,基于五行理论和藏象学说,把所有的问题大致归纳到肝、心、脾、肺、肾五大系统里面(表14)。中医学认为,人体有五脏六腑,身体的其他各部分都是从属于五脏六腑的。而五脏六腑又互为表里,具有联系。人体十二经络亦与脏腑相联系,十二经络也是脏腑在体表的"代表",其功能涵盖了各脏腑所主管的人体部分。

表14 五行、五脏、五官与五体对应关系

| 五 行 | 五 脏 | 五 官 | 五 体 |
| --- | --- | --- | --- |
| 木 | 肝 | 眼 | 筋 |
| 火 | 心 | 舌 | 脉 |
| 土 | 脾 | 口 | 肉 |
| 金 | 肺 | 鼻 | 皮 |
| 水 | 肾 | 耳 | 骨 |

因此,对人体健康的预测,应先定五脏之病位。西方有句谚语"An object is as strong as it's weakest point"(最弱的一点决定了整体的有效性)。疾病总是从最薄弱的环节发生,任何一种疾病都会累及全身。因此,加强薄弱环节,就是加强其他的环节。就像一个木桶,其盛水的能力取决于其短板。人体是一个小宇宙,本身具备自动调节的能力。因此,人体

会自动调节能量，修补自身的薄弱环节。因此，当你了解人体的最薄弱环节，帮助人体加强最薄弱的环节之后，人体自然会把节省下来的能量，自动用于其他次要的薄弱环节，健康就会自动得到全面的改善。

运气学说中，最主要的要素包括年运、司天、在泉、六步各自的主气、客气及年内五运各自的主气和客气等。在这些因素中，显然年运的涵盖面最广，因五运与五脏同属五行，因此关系最直接。根据以上章节我们了解到，年运又分为"太过"和"不及"。而我们正可通过五运的"太过"与"不及"推算人体五脏健康的强弱。

根据上述章节里总结的太过之年与五脏的关系，需要说明的一点是，中医学理论中，五脏和六腑是对应的关系，这一关系也体现在对应的经络上（表15）。

表15 五脏六腑与对应经络

| 五　脏 | 六　腑 | 对应经络 |
| --- | --- | --- |
| 肝 | 胆 | 足少阳胆经与足厥阴肝经互为表里 |
| 心 | 小肠 | 手太阳小肠经和手太阴心经互为表里 |
| 脾 | 胃 | 足阳明胃经与足太阴脾经互为表里 |
| 肺 | 大肠 | 手阳明大肠经与手太阴肺经互为表里 |
| 肾 | 膀胱 | 足太阳膀胱经与足少阴肾经互为表里 |

一个人出生的那一刻，与天地同步，身体自然就接受了此时的运气禀赋，并且一生都会受到该运气禀赋的影响，且人出生时最先接受的就是年运的节律。换而言之，如果一个人出生于"水运太过之年"，一生中他都会有"水太过"的影响特点，相反，如果此人出生于"水运不及之年"，那么一生中他都会有"水不及"的影响和特点。

每个人五脏中最薄弱的环节是由出生时的"年运"决定的，太过之年出生人的最薄弱环节是年运同气相克的脏位，如甲午年出生，土运太过，则肾为最薄弱之脏；不及之年出生人的最薄弱环节是"年运"同气相合的脏位，如己未年出生，土运不及，则同气相合之脾为最薄弱之脏。

根据第4章的讲述，我们得知"土主甲己，金主乙庚，水主丙辛，木主丁壬，火主戊癸"，其中甲、乙、丙、丁、戊、己、庚、辛、壬、癸分别对应年尾数：4、5、6、7、8、9、0、1、2、3。其规律是阳干为太过，阴干为不及。根据以上信息我们可以继续推导个人运气禀赋。

**1. 定弱脏**

生年尾数为1、3、5、7、9的人，分别为水运、火运、金运、木运、土运不及，本脏为弱脏。

生年尾数为2、4、6、8、0的人，分别为木运、土运、水运、火运、金运太过，其所克一行相对应的脏为弱脏。

**2. 依据"相克三角"原理，确定易受病邪侵袭的脏腑组合**

太过或不及，人都可能生病。大自然具备"自衡机制"。当某一因素过度，会出来第三个因素以纠正太过的因素。先以太多之年论述，如木气太过，克伐脾土，当土气受克而无力制衡时，土气之子金气就会兴起，"为母来复"，作为复气来制约木气。金克木，用金气来制约木气，恢复平衡。可以设想，金气为了克制木气，自己也消耗了不少能量，因此，金气这一年容易失去平衡而使人生病。由此可见，当太过之年出现时，自然界会有三股力量互相冲撞，最后归于平衡。而在这一过程中，与之相应之人的三个脏腑则可能都会受到牵连。自然界的这三股力量可称为"自然界的三角平衡关系"，以太过之气为中心，而这一年人体相应脏腑可称为"人体脏腑的三角易感关系"。

"不及之年"与"太过之年"类似。例如，水运不及之年，先是肾水偏弱。本来脾土可以制衡肾水，因肾水弱而显得脾土过强。由于肾水弱，水不制火，于是心火偏旺。因此，水运不及之年，以年运同气为中心，包括相邻的两个相克因素而形成一个"人体脏腑的三角易感关系"。

小结如下：木太过之年，脾土、肝木和肺金易受侵袭；火太过之年，肺金、心火和肾水易受侵袭；土太过之年，肾水、脾土和肝木易受侵袭；金太过之年，肝木、肺金和心火易受侵袭；水太过之年，心火、肾水和脾土易受侵袭。木不及之年，肝木、肺金和脾土易受侵袭；火不及之年，心火、肾水和肺金易受侵袭；土不及之年，脾土、肝木和肾水易受侵袭；金不及之年，肺金、心火和肝木易受侵袭；水不及之年，肾水、脾土和心火易受侵袭（表16）。

表 16 天干、岁运、气候与脏腑的关系

| 天干 | 甲 | 己 | 乙 | 庚 | 丙 | 辛 | 丁 | 壬 | 戊 | 癸 |
|---|---|---|---|---|---|---|---|---|---|---|
| 岁运 | 土运太过 | 土运不及 | 金运不及 | 金运太过 | 水运太过 | 水运不及 | 木运不及 | 木运太过 | 火运太过 | 火运不及 |
| 气候特点 | 雨湿流行 | 风乃大行 | 炎火乃行 | 燥气流行 | 寒气流行 | 湿乃大行 | 燥乃大行 | 风气流行 | 炎暑流行 | 寒乃大行 |
| 易病变脏腑 | 脾、肾、肝 | 脾、肝、肾 | 肺、心、肝 | 肺、肝、心 | 肾、心、脾 | 肾、肝、心 | 肝、脾、心 | 肝、肺、脾 | 心、肺、肾 | 心、肾、肺 |

由于五运有太过不及，出生的时相影响着患者的体质和疾病的起因，"弱脏先受邪"的规律用在推测体质病因的同时，还可推测出流年中普遍的"健康低潮期"，这正是防治未病的理论依据。

在前面的章节中，我们已经详细探讨了不同流年与疾病易趋性之间的关联。流年更迭，天地间的五运六气变幻莫测，这种微妙的自然律动不仅左右着万物的生长，更在每个人的生命中留下了深刻的印记。正如《内经》所言，人与天地相应，人的生老病死无不与天时地利紧密相连。由此，我们可以合理推断，不同年份出生的人，由于其出生时年份的五运六气影响，其先天禀赋及弱脏也会呈现出一定的偏重趋势。

每一年，五运六气的特征共同构成了该年的气候特点和自然环境。这些特征不仅影响着该年的农作物收成，更在无形之中塑造了人们的先天体质和易受邪脏腑。例如，某年出生的人，可能因那一年的火气偏胜，而导致心火亢盛，形成易上火的体质；又或者因那一年的湿气过重，而导致脾脏易受湿困，形成易生湿的体质。

《内经》中详细记载了五运六气与人体脏腑的对应关系，人作为自然界的一部分，和其他物候一样，出生时也会受到那一年五运六气的深刻影响，以及它们如何影响人的体质和疾病易感性。通过对照《内经》的原文，我们可以更清晰地认识到，这种影响不仅体现在他们的弱脏、体质上，更贯穿于他们的整个生命过程。因此，了解自己的出生年份所对应的五运六气特征，对预防疾病、调理身体具有重要的意义。

《素问·气交变大论》中论述五运太过不及对德化政令、灾变胜复的影响，即环境对人体的影响。我们在前面的章节中介绍到，五运根据天干的属性分五行阴阳，有太过和不及。那么根据天干，也就是出生年份（以大寒为节点）的尾数我们可以推断，五运对人体的不同影响（表17）。

表17 五运六气对出生年份人体疾病的影响

| 年尾数 | 天干 | 五行大运强弱 | 影响人体脏器 |
| --- | --- | --- | --- |
| 0 | 庚 | 金运太过（克肝木） | 肝 |
| 1 | 辛 | 水运不及 | 肾 |
| 2 | 壬 | 木运太过（克脾土） | 脾 |
| 3 | 癸 | 火运不及 | 心 |
| 4 | 甲 | 土运太过（克肾水） | 肾 |
| 5 | 乙 | 金运不及 | 肺 |
| 6 | 丙 | 水运太过（克心火） | 心 |
| 7 | 丁 | 木运不及 | 肝 |
| 8 | 戊 | 火运太过（克肺金） | 肺 |
| 9 | 己 | 土运不及 | 脾 |

(1) 逢出生年份尾数为0：金运太过

天干为庚，出生年份尾数为0，如1960年、1970年、1980年、1990年、2000年。以五行相克之理，金运强时则金乘木、侮火，反映在身体弱脏如下。①肝系：以肝、胆为主的生殖系统、内分泌系统，与其相关的机体部分或功能有眼睛、甲状腺、乳腺、子宫、肋骨、筋、指甲，五志为怒；②肺系：以肺、大肠为主的呼吸系统和消化系统，与其相关的机体部分或机体功能有皮肤、鼻子、喉咙、气管，五志为悲。身体失衡就容易从外部器官进行提示，久而久之累及脏腑。

√健康短板小提示

身体弱脏：肝、胆＞肺、大肠＞心、小肠。

身体警报器：皮肤、鼻子、喉咙、气管、眼睛、甲状腺、乳腺、生殖器、肋骨、筋、指甲、胸、呼吸。

(2) 逢出生年份尾数为1：水运不及

天干为辛，出生年份尾数为1，如1961年、1971年、1981年、1991年、2001年。水运不及时本脏先弱，以五行相克之理，则土气侮之，火气乘之，反映在身体弱脏如下。①肾系：以肾、膀胱为主的泌尿生殖系统，与其相关的机体部分或机体功能有耳朵、脑、骨、髓、腰、泌尿器、生殖器，五志为恐；②脾系：以脾、胃为主的消化系统，与其相关的机体部分或机体功能有口周、肌肉，五志为思；③心系：以心、小肠为主的循环系统及神经系统，与其相关的机体部分或机体功能有精神、睡眠、血脉、舌、汗，五志为喜。

√ 健康短板小提示

身体弱脏：心、小肠＞肾、膀胱＞脾、胃。

身体警报器：口周、肌肉、精神、睡眠、血脉、舌、汗、耳朵、脑、骨、髓、腰、泌尿器、生殖器。

(3) 逢出生年份尾数为2：木运太过

天干为壬，出生年份尾数为2，如1962年、1972年、1982年、1992年、2002年。木运太过时，本脏强，以五行相克之理，木过则克于脾土，其次本脏过旺，反映在身体弱脏如下。①脾系：以脾、胃为主的消化系统与神经系统，与其相关的机体部分或机体功能有脾、胃、口周、肌肉，五志为思；②肝系：以肝、胆为主的神经系统及内分泌系统，与其相关的机体部分或机体功能有肝、胆、头部、甲状腺、乳腺、生殖器、两胁、筋、眼睛、指甲，五志为怒；③肺系：以肺、大肠为主的呼吸系统和消化系统，与其相关的机体部分或机体功能有肺、大肠、皮肤，五志为悲。

√ 健康短板小提示

身体弱脏：肝、胆＞脾、胃＞肺、大肠。

身体警报器：头部、甲状腺、乳腺、生殖器、两胁、筋、眼睛、口唇、四肢、肌肉、气管、喉咙、大肠、皮肤等。

(4) 逢出生年份尾数为3：火运不及

天干为癸，出生年份尾数为3，如1963年、1973年、1983年、1993年、2003年。火运不及时，本脏先弱，以五行生克之理，则水气侮之，金气乘之，反映在身体弱脏如下。①心系：以心、小肠为主的循环系统与神经系统，与其相关的机体部分或机体功能有心脏、小肠、舌头、血液、睡眠、精神，五志为喜；②肾系：以肾、膀胱为主的泌尿生殖系统，与其相关的机体部分或机体功能有肾、膀胱、脑、耳朵、生殖器、腰、骨头，五志为恐；③肺系：以肺、大肠为主的循环系统、呼吸系统，与其相关的机体部分或机体功能有肺、大肠、鼻子、气管、肛门、皮肤，五志为悲。

### √ 健康短板小提示

身体弱脏：心、小肠＞肾、膀胱＞肺、大肠。

身体警报器：舌头、血液、睡眠、精神、脑、耳朵、生殖器、腰、骨头、鼻子、气管、肛门、皮肤。

(5) 逢出生年份尾数为4：土运太过

天干为甲，对应年份尾数为4，如1964年、1974年、1984年、1994年、2004年。土运太过，本脏为强脏，以五行相克之理，则土过克水，反映在身体弱脏如下。①肾系：以肾、膀胱为主的泌尿生殖系统，与其相关的机体部分或机体功能有骨、髓、脑、腰、生殖功能及器官，在志为惊；②脾系：以脾、胃为主的消化系统，与其相关的机体部分或机体功能有口唇、肌肉、四肢，在志为悲；③肝系：以肝、胆为主的内分泌系统，与其相关的机体部分或机体功能有筋、目、爪甲、情绪及血液储存与调节，在志为怒。

### √ 健康短板小提示

身体弱脏：肾、膀胱＞脾、胃＞肝、胆。

身体警报器：耳朵、脑部、骨、腰部、生殖系统、泌尿系统、口唇、四肢、肌肉、眼睛、胁肋部等。

(6) 逢出生年份尾数为5：金运不及

天干为乙，出生年份尾数为5，如1965年、1975年、1985年、1995年、2005年。金运不及本脏先弱，以五行相克之理，当金运弱时，则火克金，木侮金，反映在身体弱脏如下。①肺系：以肺、大肠为主的呼吸消化系统，与其相关的机体部分或机体功能有皮肤、鼻子、喉咙、气管；②心系：以心、小肠为主的循环系统、神经系统，与其相关的机体部分或机体功能有精神、血脉、舌头；③肝系：以肝、胆为主的内分泌系统、生殖系统，与其相关的机体部分或机体功能有眼睛、甲状腺、乳腺、子宫、肋骨、筋、指甲。

√ **健康短板小提示**

身体弱脏：肺、大肠＞心、小肠＞肝、胆。

身体警报器：皮肤、鼻子、喉咙、气管、睡眠、精神、血液、脉管、舌头、眼睛、甲状腺、乳腺、生殖器、肋骨、筋、指甲。

(7) 逢出生年份尾数为6：水运太过

天干为丙，五运中属于水运太过，对应年份尾数为6，如1966年、1976年、1986年、1996年、2006年。水运太过时本脏强，以五行相克之理，当水运太过克火，反映在身体弱脏如下。①心系：以心、小肠为主的循环系统与神经系统，与其相关的机体部分或机体功能有精神、睡眠、血脉、舌、汗；②肾系：以肾、膀胱为主的泌尿生殖系统，与其相关的机体部分或机体功能有耳朵、脑、骨、髓、腰、泌尿器、生殖器；③脾系：以脾、胃为主的消化系统，与其相关的机体部分或机体功能有口、唇、肌肉、四肢、血液及运化水湿的能力。

√ **健康短板小提示**

身体弱脏：心、小肠＞肾、膀胱＞脾、胃。

身体警报器：心脏、精神、睡眠、血脉、舌、汗、耳朵、脑、骨、髓、腰、泌尿器、生殖器、肌肉、四肢。

(8) 逢出生年份尾数为7：木运不及

天干为丁，出生年份尾数对应为7，如1967年、1977年、1987年、1997年、2007年。木运不及本脏先弱，以五行相克之理，当金气相乘、土气反侮。反映在身体弱脏如下。①肝系：以肝、胆为主的生殖系统、内分泌系统，与其相关的机体部分或机体功能有肝、胆、头部、甲状腺、乳腺、生殖器、两胁、筋、眼睛、指甲，五志为怒；②肺系：以肺、大肠为主的呼吸系统及消化系统，与其相关的机体部分或机体功能有肺、大肠、鼻子、气管、肛门、皮肤，五志为悲；③脾系：以脾、胃为主的消化系统，与其相关的机体部分或机体功能有脾、胃、口周、肌肉，五志为思。

### ✓ 健康短板小提示

身体弱脏：肝、胆＞肺、大肠＞脾、胃。

身体警报器：头部、甲状腺、乳腺、生殖器、两胁、筋、眼睛、指甲、鼻子、气管、肛门、皮肤、口唇、四肢、肌肉。

(9) 逢出生年份尾数为8：火运太过

天干为戊，五运中属于火运太过，对应年份尾数为8，如1968年、1978年、1988年、1998年、2008年。火运太过则本脏为强脏，以五行相克之理，当火旺则克金，反映在身体弱脏如下。①肺系：以肺、大肠为主的呼吸系统，与其相关的机体部分或机体功能有鼻子、咽喉、气管、皮肤，五志为悲；②心系：以心、小肠为主的循环系统，与其相关的机体部分或机体功能有精神、血脉、舌头，五志为喜；③肾系：以肾、膀胱为主的泌尿系统，与其相关的机体部分或机体功能有骨骼、牙齿、头发、耳朵、二阴，五志为恐。

### ✓ 健康短板小提示

身体弱脏：心、小肠＞肺、大肠＞肾、膀胱。

身体警报器：鼻子、咽喉、气管、皮肤、精神、血脉、舌头。

(10) 逢出生年份尾数为9：土运不及

天干为己，出生年份尾数为9，如1969年、1979年、1989年、1999年、2009年。以五行相克之理，当金运强时则金乘木，侮火，反映在身体弱脏如下。①肝系：以肝、胆为主的神经系统、内分泌系统及生殖泌尿系统，与其相关的机体部分或机体功能有眼睛、甲状腺、乳腺、子宫、肋骨、筋、指甲，五志为怒；②肺系：以肺、大肠为主的呼吸系统、循环系统，与其相关的机体部分或机体功能有皮肤、鼻子、喉咙、气管，五志为悲；③心系：以心、小肠为主的血脉系统、神经系统，与其相关的机体部分或机体功能有舌头、面色、汗液、夏季、南方，五志为喜。

### ✓ 健康短板小提示

身体弱脏：肝、胆＞肺、大肠＞心、小肠。

身体警报器：皮肤、鼻子、喉咙、气管、眼睛、甲状腺、乳腺、生殖器、肋骨、筋、指甲、舌头、血管。

## （二）出生信息（司天在泉）与先天禀赋

在前面的章节我们已经学习过，司天象征在上，统主上半年气候变化的总趋向；在泉象征在下，值管下半年气候变化的总趋向。

司天和在泉是根据十二地支确立的，其规律在前面的章节也叙述过，即"子午之岁，上见少阴；丑未之岁，上见太阴；寅申之岁，上见少阳；卯酉之岁，上见阳明；辰戌之岁，上见太阳；巳亥之岁，上见厥阴"。逢子、午之年就是少阴君火司天、阳明燥金在泉；逢丑、未之年就是太阴湿土司天、太阳寒水在泉；逢寅、申之年就是少阳相火司天、厥阴风木在泉；逢卯、酉之年就是阳明燥金司天、少阴君火在泉；逢辰、戌之年就是太阳寒水司天、太阴湿土在泉；逢巳、亥之年就是厥阴风木司天、少阳相火在泉。司天与在泉，可推算一年中岁气的大体情况及气运与疾病的关系（表18）。

表18 司天、在泉

| 年支 | 子午 | 丑未 | 寅申 | 卯酉 | 辰戌 | 巳亥 |
|---|---|---|---|---|---|---|
| 司天 | 少阴君火 | 太阴湿土 | 少阳相火 | 阳明燥金 | 太阳寒水 | 厥阴风木 |
| 在泉 | 阳明燥金 | 太阳寒水 | 厥阴风木 | 少阴君火 | 太阴湿土 | 少阳相火 |

司天之气始终在六步中的第三步，即固定在主气的三之气上。司天之气确定了，在泉之气及左右间气也就知道了。司天之气的对面就是在泉之气，这就是太阳寒水司天而太阴湿土在泉的原因。上述章节已根据司天之气推演过在泉之气与四部间气，若仍有疑惑请看第2章内容。

每年干支有不同组合，就有不同的中运与司天之气的组合，不同的气候，易引发不同的病症。同理，特定时段出生的人，受到出生时日月及各星球磁场的影响，就会形成不同的先天禀赋。人与自然界是一个动态变化着的整体，一年四季的气候变化经历着春温、夏热、秋凉、冬寒的规律，对人体的脏腑、经络、气血、阴阳均有一定的影响。

"运气"运行所形成的正常"气候"是人类赖以生存的必备条件。人体各组织器官的生命活动，一刻也不能脱离自然条件。百姓只有"顺从自然"的变化，及时做出适应性的调节，才能保持健康。

我们出生于天地之间，就受天地六气影响，也就是说，出生时的六气状态会影响我们的体质。这里我把六气称为六种体质特点，代表着人体健康的六种状态（表19）。

表19 六气对应关系

| 六气 | 本气 | 五行 | 气机 | 阴阳 | 方向 | 动静 | 四季 | 五脏 | 性质 | 阳气 |
| --- | --- | --- | --- | --- | --- | --- | --- | --- | --- | --- |
| 厥阴 | 风 | 木 | 升发 | 阳 | 向上 | 动 | 春天 | 肝 | 温 | 生发 |
| 少阴 | 热 | 火 | 上升 | 阳 | 向上 | 动 | 夏天 | 心 | 热 | 上浮 |
| 少阳 | 相火 | 火 | 上升 | 阳 | 向上 | 动 | 夏天 | 心包 | 热 | 温煦 |
| 太阴 | 湿 | 土 | 运化 | 阴 | 平稳 | 静 | 长夏 | 脾 | 湿 | 气化 |
| 阳明 | 燥 | 金 | 收敛 | 阴 | 向下 | 静 | 秋天 | 肺 | 凉 | 收敛 |
| 太阳 | 寒 | 水 | 闭藏 | 阴 | 向下 | 静 | 冬天 | 肾 | 寒 | 闭藏 |

根据六气对比，一年分为司天、在泉，分别主令上半年和下半年，共可归为三大类，风火、燥热、寒湿。基于这三大类气候特征的描述，就先天禀赋体质而言，我们不妨大略分为风火体质、燥热体质与寒湿体质三大类。五运皆有太过和不及，因此共十类，进而结合六气，则共有30种运气体质与弱脏的组合。本书将以此为思路，读者可根据自己出生的信息，来推算自己先天的弱脏及先天禀赋。了解之后，可以基于个人运气禀赋来进行健康管理，把握自己的健康。

# 第6章 基于个人运气禀赋的健康管理

生老病死为自然之事，那在这中间，我们能做些什么呢？

我们先要知道人为什么会生病？哪些因素影响了我们的健康和寿命？我们应如何去做？说起养生的人群，现在早已不局限于老年人了，连时尚的年轻一代，也开始了风靡一时的"朋克养生"。1992年，世界卫生组织总结了预防医学的成果，并发表了"维多利亚宣言"，提出了维护健康的四大基石，即合理膳食、适当运动、戒烟限酒、心理平衡。时至今日，"四大基石"已得到广泛认同，是健康生活方式的核心内容。实行健康生活方式是"争取少得病、晚得病、延年益寿"的关键。现代研究表明：坚持实行以"四大基石"为中心的健康生活方式可减少55%的高血压发病风险、75%的卒中风险、50%的糖尿病风险、30%的肿瘤风险，可延长预期寿命10年。

实际在几千年前，我国传统中医经典《内经》中，就已经把这些道理说得非常透彻。如何维系健康，《内经》用两句话进行高度总结，一是《素问·上古天真论》云："虚邪贼风，避之有时。"二是《素问·刺法论》云："正气存内，邪不可干。"

先来说说"虚邪贼风，避之有时"的意思。邪气就是导致人体产生疾病的外界因素，因为它们往往在正气虚弱时侵袭人体，所以称为"虚邪"。邪气侵袭人体，就像盗贼偷窃一样悄无声息，导致体内的平衡被破坏而诱发疾病，因此将其称为"贼风"。说起致病因素，中医学大多认同"三因学说"：一是外因，即感受六淫邪气，自然界风、寒、暑、湿、燥、火"六淫"侵袭，可通过外感引发疾病；二是内因，即伤于精神情志，人体喜、怒、忧、思、悲、恐、惊"七情"太过导致情志内伤；三是不内外因，包括饮食失宜，劳逸失当，以及跌打损伤、虫兽咬伤等。"虚邪贼风，避之有时"就是指躲避与防御"六淫邪气"，以预防外感。在一定条件下，气候变化与生物、物理、化学等外因是引起外感病的重要因素，所以要想预防感冒、中暑、风湿等外感病的发生，就要适应自然，防止外邪侵入人体。

日常生活中，想要做到"虚邪贼风，避之有时"，我们可以从以下两个方面考虑。一是躲避：不去正面迎对、耐受、坚持，而是要躲避。比如，经常骑电动车的人特别容易得关节炎，那就要做好防护，避免迎风骑电动车或带上护膝。又如空调病，很多人喜欢待在温度特别低的密闭房间里，暑湿邪气排不出去，再加上冷风，或饮食生冷而感受寒邪，出现发热，头痛身重，恶心，呕吐腹泻等，这种就应避免长时间使用空调。

二是适时：要随着时间季节的不同，适时躲避虚邪贼风。这里的虚邪贼风主要是指自然界四时的气，其侵袭人体是有规律的，如春天多风、夏天多火、长夏多湿、秋天多燥、冬天多寒。季节变化的时候，虚邪会呈现不同的状态，我们要有意识地去躲避它，也就是春日避风、夏日避暑、秋日避燥、冬日避寒。这其实只是运气学说中的"主气"，我们还需关注每个阶段的"客气"。如2023年六之气，11月22日至次年1月20日，即小寒到大寒，主气为太阳寒水，客气为少阴君火。冬天应该气候寒冷，但受到客气少阴君火的影响，这一年的冬天气候不冷反暖。正如《素问·六元正纪大论》记载："终之气，阳气布，候反温，蛰虫来见，流水不冰。民乃康平，其病温。"暖到冬眠的虫子都爬了出来，流水也不能结冰，百姓会感到舒服，只是易患温病。正如后世医家张锡纯所总结的"冬不藏精，春必病温"。

我们再来谈谈"正气存内，邪不可干"。正气指维持正常人体各种机能活动的气或能量，我们可以简单理解为现代医学所说的免疫力。邪气，可以理解为各种致病因素，诸如中医学所说的外感六淫、七情内伤、不内外因，现代医学中所说的病毒、细菌、衣原体、支原体等各种病原微生物也包含在内。

影响正气的因素包括人体先天体质禀赋及后天生活习惯、精神情绪心理状态与生活环境、营养和锻炼等。五运六气学说，被称为中医学皇冠上的明珠！笔者称之为国人的"健康星座"。掌握了自己的"健康星座"，何愁自己不健康？每个人的先天运气禀赋不同，如何有针对性地保持健康，是我们本章的重点。本章将基于《内经》古老的智慧及国人自己的"健康星座"，以先天运气禀赋体质为核心，从饮食、情绪、运动、规律起居等方面着手，带大家进入健康管理的世界。

## 一、食物的四气五味

"药食同源"这个概念大家一定不陌生，就是日常食物与中药具有相同的来源或相似的功效，许多食物也是药物，它们之间并无绝对的分界线，古代医学家将中药的"四气""五味"理论运用到食物之中，认为每种食物也具有"四气""五味"。《淮南子·修务训》载："神农尝百草之滋味，水泉之甘苦，令民知所避就。当此之时，一日而遇七十毒。"可见神农时代药与食不分，无毒者可就，有毒者当避。

### （一）四气

四气，指寒、热、温、凉，也称四性。《神农本草经疏》云："夫物之生也必禀乎天，其成也必资乎地。天布令，主发生，寒热温凉，四时之气行焉。"可见受自然天地滋养的食物，其四气源于自然气候的类比。

寒与凉同属于阴的阵营，热与温都属于阳的阵营，只是程度上有所差异。"阴"通常代表静止、内守、下降、寒冷、抑制等特征，寒凉食物进入身体后，通常会出现机体整体或局部温度降低，随之带来活力下降、兴奋性的降低，以及抑制机体整体或局部的功能；与之相反，"阳"代表运动、外向、上升、温热、兴奋的特征，温热食物进入身体后，身体反应的是机体活力的增加、兴奋性的升高，机体功能的亢奋。

由此可知，食物对机体产能和新陈代谢效率起着抑制或促进作用，寒与凉、热与温则是指产生作用的不同程度。为了身体的健康平衡，体寒的人就要少吃寒凉的食物，多吃温热的食物，体热的人则相反。

### （二）五味

中医学将食物的味道概括为酸、苦、甘、辛、咸五味，甘常带淡，咸常兼涩，故又称为酸、苦、甘、淡、辛、咸、涩。

中医学认为健康状态下，气应该是平和的，如果失去这种平和状态，通常会有气散、气收、气急、气坚、气软不同特征的表现。气散是指气在体内失去了凝聚力和稳定性，变得散漫而不集中。这可能导致身体感到虚弱、疲劳，容易出现精神不集中、注意力分散等现象。气收与气散相反，是指气在体内过度收敛，不能正常宣发和输布。气急是指气的运行变得急促而不稳定。气坚是指气在体内郁结、凝滞，从而形成坚硬或固定的状态，这种情况下，气的流动受到阻碍，可能导致身体出现肿块、疼痛等症状。气软是指气机虚弱、功能减退的状态。

这时候，我们就可以通过吃具有相应"味"的食物来矫正气的偏颇，让它重新变得平和。

辛味：辛能散、能行。指食物所产生的作用力方向是由里向外的，可以矫正气"抑"或"收"的异常状态，让气发散，达到行气、温中、发汗等效果，如葱白、生姜、花椒。受了风寒，喝姜汤把寒气驱逐体内就是应用这个原理。

酸味：酸能收、能涩。与辛作用方向相反，是由外向里的，可以矫正气的外散、发散，让气收敛，达到止汗、止泻、改善遗精遗尿等效果，如乌梅、酸枣仁、山楂。

甘味：甘能补、能和、能缓。甘味食物可以使气缓和，针对气"急""拘紧"的异常状态，能够让气放松缓和下来，达到缓解紧张，缓和痉挛等不适的效果，另外，甘味还具有补益的作用，如甘草、蜂蜜、苹果。

苦味：苦能泄、能燥、能坚。苦味食物可以让气变得坚实，所以针对的是气耎。通常干燥可以让物质变得坚实，所以苦味食物具有燥湿清热的功能，可以减少体内湿气、水气、热气的聚集，如茶、莲子心、苍术。

咸味：咸能下、能软。与苦坚相对，咸味食物使气柔软疏散，针对气"坚""燥"的异常状态。咸味食物使用的是湿润招数，起到润下、通便、化癥散结的作用，如盐、海带、牡蛎。

## 二、基于流年大运选择顺时的食物

《素问·六元正纪大论》有"食岁谷以全其真，避虚邪以安其正""食岁谷以全真气，食间谷以辟虚邪"等论说。所谓岁谷是指得受四时之气而生养、成熟，生长周期较长，具有季节性的粮食作物；间谷是指各种应季的蔬菜瓜果等，如夏天盛产西瓜，可祛暑。《内经》中详细阐述了百姓根据每一年的岁运应该选择什么样的食物。现将原文摘录出来，并逐段解释，以便读者知其然，知其所以然，更好地指导我们基于流年大运选择顺时的食物。

帝曰：善。五运气行主岁之纪，其有常数乎？

黄帝说：好。五运之气的运行与主岁之年，有一定的规律吗？

岐伯曰：臣请次之。

岐伯说：让我把它排列出来，讲给你听吧。

甲子、甲午岁，上少阴火，中太宫土运，下阳明金……其化上咸寒，中苦热，下酸热，所谓药食宜也。

甲子年、甲午年：上半年为少阴君火司天；中运为太宫土运太过；下半年为阳明燥金在泉……根据气化的特点，司天热化的上半年宜用咸寒味的药物或食物，岁运土运太过宜用苦热味的药物或食物，在泉燥化的下半年宜用酸热味的药物或食物，这就是甲子年、甲午年适宜的药食性味。

乙丑、乙未岁，上太阴土，中少商金运，下太阳水……其化上苦热，中酸和，下甘热，所谓药食宜也。

乙丑年、乙未年：上半年为太阴湿土司天；中运为少商金运不及；下半年为太阳寒水在泉。根据气化的特点，司天湿化的上半年宜用苦热味的药物或食物，岁运金运不及宜用酸和味的药物或食物，在泉寒化的下半年宜用甘热味的药物或食物，这就是乙丑年、乙未年适宜的药食性味。

丙寅、丙申岁，上少阳相火，中太羽水运，下厥阴木……其化上咸寒，中咸温，下辛温，所谓药食宜也。

丙寅年、丙申年：上半年为少阳相火司天；中运为太羽水运太过；下半年为厥阴风木在泉。根据气化的特点，司天热化的上半年宜用咸寒味的药物或食物，岁运水运太过宜用咸温味的药物或食物，在泉风化的下半年宜用辛温味的药物或食物，这就是丙寅年、丙申年适宜的药食性味。

丁卯、丁酉岁，上阳明金，中少角木运，下少阴火……其化上苦小温，中辛和，下咸寒，所谓药食宜也。

丁卯年、丁酉年：上半年为阳明燥金司天；中运为少角木运不及；下半年为少阴君火在泉。根据气化的特点，司天燥化的上半年宜用苦或微温味的药物或食物，岁运木运不及宜用辛和味的药物或食物，在泉热化的下半年宜用咸寒味的药物或食物，这就是丁卯年、丁酉年适宜的药食性味。

戊辰、戊戌岁，上太阳水，中太徵火运，下太阴土……其化上苦温，中甘和，下甘温，所谓药食宜也。

戊辰年、戊戌年：上半年为太阳寒水司天；中运为太徵火运太过；下半年为太阴湿土在泉。根据气化的特点，司天寒化的上半年宜用苦温味的药物或食物，岁运火运太过宜用甘和味的药物或食物，在泉湿化的下半年宜用甘温味的药物或食物，这就是戊辰年、戊戌年适宜的药食性味。

己巳、己亥岁，上厥阴木，中少宫土运，下少阳相火……其化上辛凉，中甘和，下咸寒，所谓药食宜也。

己巳年、己亥年：上半年为厥阴风木司天；中运为少宫土运不及；下半年为少阳相火在泉。根据气化的特点，司天风化的上半年宜用辛凉味的药物或食物，岁运土运不及宜用甘和味的药物或食物，在泉火化的下半年宜用咸寒味的药物或食物，这就是己巳年、己亥年适宜的药食性味。

庚午、庚子岁，上少阴火，中太商金运，下阳明金……其化上咸寒，中辛温，下酸温，所谓药食宜也。

庚午年、庚子年：上半年为少阴君火司天；中运为太商金运太过；下半年为阳明燥金在泉。根据气化的特点，司天热化的上半年宜用咸寒味的药物或食物，岁运金运太过宜用辛温味的药物或食物，在泉燥化的下半年宜用酸温味的药物或食物，这就是庚午年、庚子年适宜的药食性味。

辛未、辛丑岁，上太阴土，中少羽水运，下太阳水……其化上苦热，中苦和，下苦热，所谓药食宜也。

## 第6章 基于个人运气禀赋的健康管理

辛未年、辛丑年：上半年为太阴湿土司天；中运为少羽水运不及；下半年为太阳寒水在泉。根据气化的特点，司天湿化的上半年宜用苦热味的药物或食物，岁运水运不及宜用苦和味的药物或食物，在泉寒化的下半年宜用苦热味的药物或食物，这就是辛未年、辛丑年适宜的药食性味。

壬申、壬寅岁，上少阳相火，中太角木运，下厥阴木……其化上咸寒，中酸和，下辛凉，所谓药食宜也。

壬申年、壬寅年：上半年为少阳相火司天；中运为太角木运太过；下半年为厥阴风木在泉。根据气化的特点，司天火化的上半年宜用咸寒味的药物或食物，岁运木运太过宜用酸和味的药物或食物，在泉风化的下半年宜用辛凉味的药物或食物，这就是壬申年、壬寅年适宜的药食性味。

癸酉、癸卯岁，上阳明金，中少徵火运，下少阴火……其化上苦小温，中咸温，下咸寒，所谓药食宜也。

癸酉年、癸卯年：上半年为阳明燥金司天；中运为少徵火运不及；下半年为少阴君火在泉。根据气化的特点，司天燥化的上半年宜用苦或微温味的药物或食物，岁运火运不及宜用咸温味的药物或食物，在泉火化的下半年宜用咸寒味的药物或食物，这就是癸酉年、癸卯年适宜的药食性味。

甲戌、甲辰岁，上太阳水，中太宫土运，下太阴土……其化上苦热，中苦温，下苦温，药食宜也。

甲戌年、甲辰年：上半年为太阳寒水司天；中运为太宫木运太过；下半年为太阴湿土在泉。根据气化的特点，司天寒化的上半年宜用苦热味的药物或食物，岁运木运太过宜用苦温味的药物或食物，在泉湿化的下半年宜用苦温味的药物或食物，这就是癸酉年、癸卯年适宜的药食性味。

乙亥、乙巳岁，上厥阴木，中少商金运，下少阳相火……其化上辛凉，中酸和，下咸寒，药食宜也。

乙亥年、乙巳年：上半年为厥阴风木司天；中运为少商金运不及；下半年为少阳相火在泉。根据气化的特点，司天风化的上半年宜用辛凉味的药物或食物，岁运金运不及宜用酸和味的药物或食物，在泉火化的下半年宜用咸寒味的药物或食物，这就是乙亥年、乙巳年适宜的药食性味。

丙子、丙午岁，上少阴火，中太羽水运，下阳明金……其化上咸寒，中咸热，下酸温，药食宜也。

丙子年、丙午年：上半年为少阴君火司天；中运为太羽水运太过；下半年为阳明燥金在泉。根据气化的特点，司天热化的上半年宜用咸寒味的药物或食物，岁运水运太过宜用咸热味的药物或食物，在泉清化的下半年宜用酸温味的药物或食物，这就是丙子年、丙午年适宜的药食性味。

丁丑、丁未岁，上太阴土，中少角木运，下太阳水……其化上苦温，中辛温，下甘热，药食宜也。

丁丑年、丁未年：上半年为太阴湿土司天；中运为少角木运不及；下半年为太阳寒水在泉。根据气化的特点，司天湿化的上半年宜用苦温味的药物或食物，岁运木运不及宜用辛温味的药物或食物，在泉寒化的下半年宜用甘热味的药物或食物，这就是丁丑年、丁未年适宜的药食性味。

戊寅、戊申岁，上少阳相火，中太徵火运，下厥阴木……其化上咸寒，中甘和，下辛凉，药食宜也。

戊寅年、戊申年：上半年为少阳相火司天；中运为太徵火运太过；下半年为厥阴风木在泉。根据气化的特点，司天火化的上半年宜用咸寒味的药物或食物，岁运火运太过宜用甘和味的药物或食物，在泉风化的下半年宜用辛凉味的药物或食物，这就是戊寅年、戊申年适宜的药食性味。

己卯、己酉岁，上阳明金，中少宫土运，下少阴火……其化上苦小温，中甘和，下咸寒，药食宜也。

己卯年、己酉年：上半年为阳明燥金司天；中运为少宫土运不及；下半年为少阴君火在泉。根据气化的特点，司天燥化的上半年宜用苦小温味的药物或食物，岁运土运不及宜用甘和味的药物或食物，在泉热化的下半年宜用咸寒味的药物或食物，这就是己卯年、己酉年适宜的药食性味。

## 第6章 基于个人运气禀赋的健康管理

庚辰、庚戌岁，上太阳水，中太商金运，下太阴土……其化上苦热，中辛温，下甘热，药食宜也。

庚辰年、庚戌年：上半年为太阳寒水司天；中运为太商金运太过；下半年为太阴湿土在泉。根据气化的特点，司天寒化的上半年宜用苦热味的药物或食物，岁运金运太多宜用辛温味的药物或食物，在泉湿化的下半年宜用甘热味的药物或食物，这就是庚辰年、庚戌年适宜的药食性味。

辛巳、辛亥岁，上厥阴木，中少羽水运，下少阳相火……其化上辛凉，中苦和，下咸寒，药食宜也。

辛巳年、辛亥年：上半年为厥阴风木司天；中运为少羽水运不及；下半年为少阳相火在泉。根据气化的特点，司天风化的上半年宜用辛凉味的药物或食物，岁运水运不及宜用苦和味的药物或食物，在泉火化的下半年宜用咸寒味的药物或食物，这就是辛巳年、辛亥年适宜的药食性味。

壬午、壬子岁，上少阴火，中太角木运，下阳明金……其化上咸寒，中酸凉，下酸温，药食宜也。

壬午年、壬子年：上半年为少阴君火司天；中运为太角木运太过；下半年为阳明燥金在泉。根据气化的特点，司天热化的上半年宜用咸寒味的药物或食物，岁运木运太过宜用酸凉味的药物或食物，在泉燥化的下半年宜用酸温味的药物或食物，这就是壬午年、壬子年适宜的药食性味。

癸未、癸丑岁，上太阴土，中少徵火运，下太阳水……其化上苦温，中咸温，下甘热，药食宜也。

癸未年、癸丑年：上半年为太阴湿土司天；中运为少徵火运不及；下半年为太阳寒水在泉。根据气化的特点，司天湿化的上半年宜用苦温味的药物或食物，岁运火运不及宜用咸温味的药物或食物，在泉寒化的下半年宜用甘热味的药物或食物，这就是癸未年、癸丑年适宜的药食性味。

甲申、甲寅岁，上少阳相火，中太宫土运，下厥阴木……其化上咸寒，中咸和，下辛凉，药食宜也。

093

甲申年、甲寅年：上半年为少阳相火司天；中运为太宫土运太过；下半年为厥阴风木在泉。根据气化的特点，司天火化的上半年宜用咸寒味的药物或食物，岁运土运太过宜用咸和味的药物或食物，在泉风化的下半年宜用辛凉味的药物或食物，这就是甲申年、甲寅年适宜的药食性味。

乙酉、乙卯岁，上阳明金，中少商金运，下少阴火……其化上苦小温，中苦和，下咸寒，药食宜也。

乙酉年、乙卯年：上半年为阳明燥金司天；中运为少商金运不及；下半年为少阴君火在泉。根据气化的特点，司天燥化的上半年宜用苦小温味的药物或食物，岁运金运不及宜用苦和味的药物或食物，在泉热化的下半年宜用咸寒味的药物或食物，这就是乙酉年、乙卯年适宜的药食性味。

丙戌、丙辰岁，上太阳水，中太羽水运，下太阴土……其化上苦热，中咸温，下甘热，药食宜也。

丙戌年、丙辰年：上半年为太阳寒水司天；中运为太羽水运太过；下半年为太阴湿土在泉。根据气化的特点，司天寒化的上半年宜用苦热味的药物或食物，岁运水运太过宜用咸温味的药物或食物，在泉湿化的下半年宜用甘热味的药物或食物，这就是丙戌年、丙辰年适宜的药食性味。

丁亥、丁巳岁，上厥阴木，中少角木运，下少阳相火……其化上辛凉，中辛和，下咸寒，药食宜也。

丁亥年、丁巳年：上半年为厥阴风木司天；中运为少角木运不及；下半年为少阳相火在泉。根据气化的特点，司天风化的上半年宜用辛凉味的药物或食物，岁运木运不及宜用辛和味的药物或食物，在泉火化的下半年宜用咸寒味的药物或食物，这就是丁亥年、丁巳年适宜的药食性味。

戊子、戊午岁，上少阴火，中太徵火运，下阳明金……其化上咸寒，中甘寒，下酸温，药食宜也。

戊子年、戊午年：上半年为少阴君火司天；中运为太徵火运太过；下半年为阳明燥金在泉。根据气化的特点，司天热化的上半年宜用咸寒味的药物或食物，岁运火运太过宜用甘寒味的药物或食物，在泉湿化的下半年宜用酸温味的药物或食物，这就是戊子年、戊午年适宜的药食性味。

己丑、己未岁，上太阴土，中少宫土运，下太阳水……其化上苦热，中甘和，下甘热，药食宜也。

己丑年、己未年：上半年为太阴湿土司天；中运为少宫土运不及；下半年为太阳寒水在泉。根据气化的特点，司天湿化的上半年宜用苦热味的药物或食物，岁运土运不及宜用甘和味的药物或食物，在泉寒化的下半年宜用甘热味的药物或食物，这就是己丑年、己未年适宜的药食性味。

庚寅、庚申岁，上少阳相火，中太商金运，下厥阴木……其化上咸寒，中辛温，下辛凉，药食宜也。

庚寅年、庚申年：上半年为少阳相火司天；中运为太商金运太过；下半年为厥阴风木在泉。根据气化的特点，司天火化的上半年宜用咸寒味的药物或食物，岁运金运太过宜用辛温味的药物或食物，在泉风化的下半年宜用辛凉味的药物或食物，这就是庚寅年、庚申年适宜的药食性味。

辛卯、辛酉岁，上阳明金，中少羽水运，下少阴火……其化上苦小温，中苦和，下咸寒，药食宜也。

辛卯年、辛酉年：上半年为阳明燥金司天；中运为少羽水运不及；下半年为少阴君火在泉。根据气化的特点，司天燥化宜用苦微温味的药物或食物，岁运水运不及宜用苦和味的药物或食物，在泉热化的下半年用咸寒味的药物或食物，这就是辛卯年、辛酉年适宜的药食性味。

壬辰、壬戌岁，上太阳水，中太角木运，下太阴土……其化上苦温，中酸和，下甘温，药食宜也。

壬辰年、壬戌年：上半年为太阳寒水司天；中运为太角木运太过；下半年为太阴湿土在泉。根据气化的特点，司天寒化的上半年宜用苦温味的药物或食物，岁运木运太过宜用酸和味的药物或食物，在泉湿化的下半年宜用甘温味的药物或食物，这就是壬辰年、壬戌年适宜的药食性味。

癸巳、癸亥岁，上厥阴木，中少徵火运，下少阳相火……其化上辛凉，中咸和，下咸寒，药食宜也。

癸巳年、癸亥年：上半年为厥阴风木司天；中运为少徵火运不及；下半年为少阳相火在泉。根据气化的特点，司天风化的上半年宜用辛凉味的药物或食物，岁运火运不及宜用咸和味的药物或食物，在泉火化的下半年宜用咸寒味的药物或食物，这就是癸巳年、癸亥年适宜的药食性味（表20）。

表20　运气与药食性味

| 年 | 运/气 | 药食性味 | 症　状 |
| --- | --- | --- | --- |
| 甲子甲午 | 上半年：少阴君火司天 | 咸寒 | 气厥心痛，寒热更作，咳喘目赤 |
|  | 岁运：土运太过 | 苦热 | 中满身重 |
|  | 下半年：阳明燥金在泉 | 酸热 | 肿于上，咳喘，甚则血溢。病生皮腠，内舍于胁，下连少腹而作寒中 |
| 庚子庚午 | 上半年：少阴君火司天 | 咸寒 | 气厥心痛，寒热更作，咳喘目赤 |
|  | 岁运：金运太过 | 辛温 | 下清 |
|  | 下半年：阳明燥金在泉 | 酸温 | 肿于上，咳喘，甚则血溢。病生皮腠，内舍于胁，下连少腹而作寒中 |
| 丙子丙午 | 上半年：少阴君火司天 | 咸寒 | 气厥心痛，寒热更作，咳喘目赤 |
|  | 岁运：水运太过 | 咸热 | 寒下 |
|  | 下半年：阳明燥金在泉 | 酸温 | 肿于上，咳喘，甚则血溢。病生皮腠，内舍于胁，下连少腹而作寒中 |
| 壬子壬午 | 上半年：少阴君火司天 | 咸寒 | 气厥心痛，寒热更作，咳喘目赤 |
|  | 岁运：木运太过 | 酸凉 | 支满 |
|  | 下半年：阳明燥金在泉 | 酸温 | 肿于上，咳喘，甚则血溢。病生皮腠，内舍于胁，下连少腹而作寒中 |
| 戊子戊午 | 上半年：少阴君火司天 | 咸寒 | 气厥心痛，寒热更作，咳喘目赤 |
|  | 岁运：火运太过 | 甘和 | 上热血溢 |
|  | 下半年：阳明燥金在泉 | 酸温 | 肿于上，咳喘，甚则血溢。病生皮腠，内舍于胁，下连少腹而作寒中 |

（续表）

| 年 | 运/气 | 药食性味 | 症 状 |
|---|---|---|---|
| 甲寅<br>甲申 | 上半年：少阳相火司天 | 咸寒 | 热中，聋瞑血溢，脓疮咳呕鼽衄，渴嚏欠、喉痹目赤、善暴死 |
| | 岁运：土运太过 | 咸和 | 体重、胕肿、痞饮 |
| | 下半年：厥阴风木在泉 | 辛凉 | 关闭不禁，心痛，阳气不藏而咳 |
| 庚寅<br>庚申 | 上半年：少阳相火司天 | 咸寒 | 热中，聋瞑血溢，脓疮咳呕鼽衄，渴嚏欠、喉痹目赤、善暴死 |
| | 岁运：金运太过 | 辛温 | 肩背胸中 |
| | 下半年：厥阴风木在泉 | 辛凉 | 关闭不禁，心痛，阳气不藏而咳 |
| 丙寅<br>丙申 | 上半年：少阳相火司天 | 咸寒 | 热中，聋瞑血溢，脓疮咳呕鼽衄，渴嚏欠、喉痹目赤、善暴死 |
| | 岁运：水运太过 | 咸温 | 寒浮肿 |
| | 下半年：厥阴风木在泉 | 辛温 | 关闭不禁，心痛，阳气不藏而咳 |
| 壬寅<br>壬申 | 上半年：少阳相火司天 | 咸寒 | 热中，聋瞑血溢，脓疮咳呕鼽衄，渴嚏欠、喉痹目赤、善暴死 |
| | 岁运：木运太过 | 酸和 | 掉眩支胁惊骇 |
| | 下半年：厥阴风木在泉 | 辛凉 | 关闭不禁，心痛，阳气不藏而咳 |
| 戊寅<br>戊申 | 上半年：少阳相火司天 | 咸寒 | 热中，聋瞑血溢，脓疮咳呕鼽衄，渴嚏欠、喉痹目赤、善暴死 |
| | 岁运：火运太过 | 甘和 | 上热郁、血溢、血泄、心痛 |
| | 下半年：厥阴风木在泉 | 辛凉 | 关闭不禁，心痛，阳气不藏而咳 |
| 甲辰<br>甲戌 | 上半年：太阳寒水司天 | 苦热 | 热中，心热瞀闷，痈疽注下 |
| | 岁运：土运太过 | 苦温 | 湿下重 |
| | 下半年：太阴湿土在泉 | 苦温 | 冲头痛，目似脱，项似拔，腰似折，髀不可以回，腘如结，腨如别 |
| 庚辰<br>庚戌 | 上半年：太阳寒水司天 | 苦热 | 热中，心热瞀闷，痈疽注下 |
| | 岁运：金运太过 | 辛温 | 背瞀胸满 |
| | 下半年：太阴湿土在泉 | 甘热 | 冲头痛，目似脱，项似拔，腰似折，髀不可以回，腘如结，腨如别 |

（续表）

| 年 | 运/气 | 药食性味 | 症　状 |
|---|---|---|---|
| 丙辰<br>丙戌 | 上半年：太阳寒水司天 | 苦热 | 热中，心热瞀闷，痈疽注下 |
| | 岁运：水运太过 | 咸温 | 大寒流于溪谷 |
| | 下半年：太阴湿土在泉 | 甘热 | 冲头痛，目似脱，项似拔，腰似折，髀不可以回，腘如结，腨如别 |
| 壬辰<br>壬戌 | 上半年：太阳寒水司天 | 苦温 | 热中，心热瞀闷，痈疽注下 |
| | 岁运：木运太过 | 酸和 | 湿下重 |
| | 下半年：太阴湿土在泉 | 甘温 | 冲头痛，目似脱，项似拔，腰似折，髀不可以回，腘如结，腨如别 |
| 戊辰<br>戊戌 | 上半年：太阳寒水司天 | 苦温 | 热中，心热瞀闷，痈疽注下 |
| | 岁运：火运太过 | 甘和 | 热郁 |
| | 下半年：太阴湿土在泉 | 甘温 | 冲头痛，目似脱，项似拔，腰似折，髀不可以回，腘如结，腨如别 |
| 己卯<br>己酉 | 上半年：阳明燥金司天 | 苦小温 | 民病寒热 |
| | 岁运：土运不及 | 甘和 | 飧泄霍乱，体重腹痛，筋骨繇复，肌肉瞤酸善怒 |
| | 下半年：少阴君火在泉 | 咸寒 | 病温 |
| 乙卯<br>乙酉 | 上半年：阳明燥金司天 | 苦小温 | 民病寒热 |
| | 岁运：金运不及 | 苦和 | 肩背瞀重，鼽嚏血便注下 |
| | 下半年：少阴君火在泉 | 咸寒 | 病温 |
| 辛卯<br>辛酉 | 上半年：阳明燥金司天 | 苦小温 | 民病寒热 |
| | 岁运：水运不及 | 苦和 | 腹满身重，濡泄寒疡流水，腰股痛发，腘腨股膝不便，烦冤，足痿，清厥，脚下痛，甚则跗肿 |
| | 下半年：少阴君火在泉 | 咸寒 | 病温 |
| 丁卯<br>丁酉 | 上半年：阳明燥金司天 | 苦小温 | 民病寒热 |
| | 岁运：木运不及 | 辛和 | 中清，胠胁痛，少腹痛，肠鸣溏泄 |
| | 下半年：少阴君火在泉 | 咸寒 | 病温 |

第 6 章　基于个人运气禀赋的健康管理

（续表）

| 年 | 运 / 气 | 药食性味 | 症　状 |
|---|---|---|---|
| 癸卯<br>癸酉 | 上半年：阳明燥金司天 | 苦小温 | 民病寒热 |
| | 岁运：火运不及 | 咸温 | 胸中痛，胁支满，两胁痛，膺背肩胛间及两臂内痛，郁冒朦昧，心痛暴喑，胸腹大，胁下与腰背相引而痛，甚则屈不能伸，髋髀如别 |
| | 下半年：少阴君火在泉 | 咸寒 | 病温 |
| 己丑<br>己未 | 上半年：太阴湿土司天 | 苦热 | 身重胕肿、胸腹满 |
| | 岁运：土运不及 | 甘和 | 飧泄霍乱，体重腹痛，筋骨繇复，肌肉瞤酸善怒 |
| | 下半年：太阳寒水在泉 | 甘热 | 关节禁固，腰痛 |
| 乙丑<br>乙未 | 上半年：太阴湿土司天 | 苦热 | 身重胕肿、胸腹满 |
| | 岁运：金运不及 | 酸和 | 肩背瞀重，鼽嚏血便注下 |
| | 下半年：太阳寒水在泉 | 甘热 | 关节禁固，腰痛 |
| 辛丑<br>辛未 | 上半年：太阴湿土司天 | 苦热 | 身重胕肿、胸腹满 |
| | 岁运：水运不及 | 苦和 | 腹满身重，濡泄寒疡流水，腰股痛发，腘腨股膝不便，烦冤，足痿，清厥，脚下痛，甚则胕肿 |
| | 下半年：太阳寒水在泉 | 苦热 | 关节禁固，腰痛 |
| 丁丑<br>丁未 | 上半年：太阴湿土司天 | 苦温 | 身重胕肿、胸腹满 |
| | 岁运：木运不及 | 辛温 | 病中清，胠胁痛，少腹痛，肠鸣溏泄 |
| | 下半年：太阳寒水在泉 | 甘热 | 关节禁固，腰痛 |
| 癸丑<br>癸未 | 上半年：太阴湿土司天 | 苦温 | 身重胕肿、胸腹满 |
| | 岁运：火运不及 | 咸温 | 胸中痛，胁支满，两胁痛，膺背肩胛间及两臂内痛，郁冒朦昧，心痛暴喑，胸腹大，胁下与腰背相引而痛，甚则屈不能伸，髋髀如别 |
| | 下半年：太阳寒水在泉 | 甘热 | 关节禁固，腰痛 |

099

(续表)

| 年 | 运/气 | 药食性味 | 症 状 |
|---|---|---|---|
| 己巳己亥 | 上半年：厥阴风木司天 | 辛凉 | 泣出耳鸣掉眩 |
| | 岁运：土运不及 | 甘和 | 飧泄霍乱，体重腹痛，筋骨繇复，肌肉瞤酸善怒 |
| | 下半年：少阳相火在泉 | 咸寒 | 温厉 |
| 乙巳乙亥 | 上半年：厥阴风木司天 | 辛凉 | 泣出耳鸣掉眩 |
| | 岁运：金运不及 | 酸和 | 肩背瞀重，鼽嚏血便注下 |
| | 下半年：少阳相火在泉 | 咸寒 | 温厉 |
| 辛巳辛亥 | 上半年：厥阴风木司天 | 辛凉 | 泣出耳鸣掉眩 |
| | 岁运：水运不及 | 苦和 | 腹满身重，濡泄寒疡流水，腰股痛发，腘腨股膝不便，烦冤，足痿，清厥，脚下痛，甚则跗肿 |
| | 下半年：少阳相火在泉 | 咸寒 | 温厉 |
| 丁巳丁亥 | 上半年：厥阴风木司天 | 辛凉 | 泣出耳鸣掉眩 |
| | 岁运：木运不及 | 辛和 | 中清，胠胁痛，少腹痛，肠鸣溏泄 |
| | 下半年：少阳相火在泉 | 咸寒 | 温厉 |
| 癸巳癸亥 | 上半年：厥阴风木司天 | 辛凉 | 泣出耳鸣掉眩 |
| | 岁运：火运不及 | 咸和 | 胸中痛，胁支满，两胁痛，膺背肩胛间及两臂内痛，郁冒朦昧，心痛暴喑，胸腹大，胁下与腰背相引而痛，甚则屈不能伸，髋髀如别 |
| | 下半年：少阳相火在泉 | 咸寒 | 温厉 |

## 三、个人运气禀赋健康管理方案的制订

《内经》中运气七篇组成了运气学说的主要内容，其中就包括先天体质对人的影响。从天体角度理解，古人发现星系之间的移动会对人产生不同的影响，如月亮的阴晴圆缺会影响潮汐变化，其他行星也是一样。古人将其受到影响较大的行星标识出来，笔者在第一节中也向大家介绍

过：岁星又称木星、荧惑星又称火星、太白星又称金星、镇星又称土星、辰星又称水星。正如月球运动会影响潮汐，天体之间的运动循环则会影响每个人的身体，产生不同的体质及弱脏，五星运行对人体的作用有强有弱，古人发现其规律后以天干定位，地支定性，所以只要知道自己的天干地支就能简单了解自己的先天体质禀赋，从而更好地将养生进行到底（表21至表23）。

表21　天干、岁运、气候与脏腑的关系

| 天干* | 甲 | 己 | 乙 | 庚 | 丙 | 辛 | 丁 | 壬 | 戊 | 癸 |
|---|---|---|---|---|---|---|---|---|---|---|
| 岁运 | 土运太过 | 土运不及 | 金运不及 | 金运太过 | 水运太过 | 水运不及 | 木运不及 | 木运太过 | 火运太过 | 火运不及 |
| 气候特点 | 雨湿流行 | 风乃大行 | 炎火乃行 | 燥气流行 | 寒气流行 | 湿乃大行 | 燥乃大行 | 风气流行 | 炎暑流行 | 寒乃大行 |
| 易病变脏腑 | 脾、肾、肝 | 脾、肝 | 肺、心、肾 | 肺、肝、心 | 肾、心、脾 | 肾、心 | 肝、脾 | 肝、脾、肺 | 心、肺、肾 | 心、肾、肺 |

*. 其中单数（甲、丙、戊、庚、壬）为中运太过之年，双数（乙、丁、己、辛、癸）为中运不及之年。

表22　客气推算

| 气* | 初之气 | 二之气 | 三之气（司天） | 四之气 | 五之气 | 终之气（在泉） |
|---|---|---|---|---|---|---|
| 主气 | 厥阴风木 | 少阴君火 | 少阳相火 | 太阴湿土 | 阳明燥金 | 太阳寒水 |
| 子午年（客气） | 太阳寒水 | 厥阴风木 | 少阴君火 | 太阴湿土 | 少阳相火 | 阳明燥金 |
| 丑未年（客气） | 厥阴风木 | 少阴君火 | 太阴湿土 | 少阳相火 | 阳明燥金 | 太阳寒水 |
| 寅申年（客气） | 少阴君火 | 太阴湿土 | 少阳相火 | 阳明燥金 | 太阳寒水 | 厥阴风木 |
| 卯酉年（客气） | 太阴湿土 | 少阳相火 | 阳明燥金 | 太阳寒水 | 厥阴风木 | 少阴君火 |

(续表)

| 气* | 初之气 | 二之气 | 三之气（司天） | 四之气 | 五之气 | 终之气（在泉） |
|---|---|---|---|---|---|---|
| 辰戌年（客气） | 少阳相火 | 阳明燥金 | 太阳寒水 | 厥阴风木 | 少阴君火 | 太阴湿土 |
| 巳亥年（客气） | 阳明燥金 | 太阳寒水 | 厥阴风木 | 少阴君火 | 太阴湿土 | 少阳相火 |

*. 根据六气对比，一年分为司天与在泉，司天为当主令六气，在泉则为其对比之气。一共归类于三大类，风火、燥热、寒湿

表 23　三大类体质

| 风火体质 | 寅、申：少阳相火司天，厥阴风木在泉 |
|---|---|
| | 巳、亥：厥阴风木司天，少阳相火在泉 |
| 燥热体质 | 子、午：少阴君火司天，阳明燥金在泉 |
| | 卯、酉：阳明燥金司天，少阴君火在泉 |
| 寒湿体质 | 丑、未：太阴湿土司天，太阳寒水在泉 |
| | 辰、戌：太阳寒水司天，太阴湿土在泉 |

当天干与地支相结合时，便会形成五运六气体系。在人体中，运气对人体疾病发生的影响主要包括，六气的病因作用、疾病的季节倾向、不同地区气候及天气变化对疾病的影响等。从发病的规律来看，由于五运变化，六气变化，运气相合的变化，各有不同的气候，所以对人体发病的影响也不尽相同。

五运皆有太过和不及，因此共十类，再结合六气，人体有风火、燥热、寒湿三类体质来配，共有 30 种运气体质与弱脏的组合。

**使用说明：**您可以根据出生年份尾数和生肖属相（皆以立春来计），对号入座。比如 1984 年生人，出生年份尾数为 4，则五运为土运太过，1984 生肖属相为鼠，体质属于燥热，则运气体质为土运太过燥热体质，详解见下文。

## （一）水运不及（出生年份尾数为 1）

出生年份尾数为 1，如 1961 年、1971 年、1981 年、1991 年、2001 年，其天干为辛，岁运水运不及。

**1. 水运不及 – 风火体质**

辛巳、辛亥，属相分别为蛇与猪，出生年份为 1941 年、1971 年、2001 年、2031 年等，运气体质为水运不及 – 风火体质。

体质特性为风风火火，具有快速、热情及奔放特点，在人身上具体表现就是想法快、说话快、执行快，但容易过度内耗。"水"弱则"土"强"火"侮，所以水运不及 – 风火体质在身体上表现为阳性能量较强，但阴分不足又受到压抑容易出现郁结之象。

【身体表现】

(1) 肾系：①容易眩晕耳鸣，严重时甚至出现脑鸣。②容易咳嗽伴口咸或口苦。③容易尿频尿急，严重时会小便灼痛。④腰部下肢肌肉容易有抽动感、僵硬感。

(2) 脾系：①容易胃热伴口苦口臭。②容易呃逆，反酸。③容易胃胀伴肠鸣音。

(3) 心系：①血压不稳定，容易眩晕。②容易有心火，出现口舌生疮、小便黄。③小肠消化好，容易饿，出现肥胖和血糖问题。

【饮食建议】

适量食用有助于补肾的食物，如黑豆、黑芝麻、核桃、枸杞。这些食物富含营养，有助于滋养肾脏。风火体质的人宜选择清淡、易消化的食物，如绿叶蔬菜、水果、清汤，避免食用过于辛辣、刺激的食物。饮食应以清热疏风、养阴为主。适宜冲泡薄荷、菊花、桑叶、绿茶等，日常饮食可食用白菜、豆芽、蔬菜的尖或苗，如丝瓜尖、南瓜尖、豆苗。平时可以喝点桑叶薄荷茶，或是薄荷柠檬气泡水以舒缓体内火气。减少盐的摄入，并避免食用过多的辛辣食品，以减轻对肾脏的刺激。

(1) 眩晕食疗方：莲藕地黄汤

材料：天麻 10g，当归 4g，枸杞 10g，熟地黄 15g，生姜 4 片，排骨 200g，莲藕 100g，盐适量，水 2000ml。

做法：①天麻和当归洗干净用滚水泡涨，这样容易切片。排骨、莲藕切块。②锅内放适量的水烧开，把排骨烫去血水，用冷水冲洗干净。③枸杞洗净放进炖盅里，天麻和当归切片也放进炖盅。④接着把排骨、莲藕放进炖盅里。⑤再把泡过天麻和当归的水和药材倒进去。⑥慢炖3～4个小时。⑦炖好后加盐调味，滤掉浮油即可食用。

(2) 固胃食疗方：燕麦粥

材料：燕麦 100g，坚果碎一小把，葡萄干 30g，苹果干 15g，肉桂粉少许。

做法：①先煮燕麦到有凝固状态加入坚果碎、葡萄干、苹果干搅拌。②撒上少许肉桂粉即可食用，没有坚果可单用核桃。

(3) 清心化痰茶：竹茹陈皮荷叶茶

材料：竹茹 10g，陈皮 6g，荷叶 5g，绿茶适量。

做法：①将竹茹、陈皮、荷叶洗净，放入茶壶中。②加入适量沸水，浸泡 5～10 分钟。③加入绿茶，再浸泡 2～3 分钟后即可饮用。

【运动建议】

温和运动：选择适合自己的轻中度运动，如跑步、散步、跳舞。除此之外，需多锻炼腰腹核心位置，高抬腿、平板支撑、卷腹等都可加强核心肌肉，是补肾、健脾的好选择。还可以选择中医学传统功法如八段锦、五禽戏、六字诀、太极，这些运动可以促进气血流通，有助于调节身体平衡。避免过度剧烈运动，以免加重肾脏负担和引发风火体质的不适。

【情绪调理】

水运不及 - 风火体质在情绪上容易急、易怒、出现不安感。应放松心情，保持心情平静、愉悦，避免过度焦虑、急躁或愤怒，以减轻风火体质带来的不适。

平常可以喝点白茶清热并兼健脾胃，适当稳定情绪。要学会静下心来，练习冥想将注意力放在关元位置，可以使气机下沉、情绪稳定。

【生活建议】

水运不及 - 风火体质，养成良好的生活习惯。保持规律的作息时间，每天保证充足的睡眠，有助于身体的恢复和调节。避免长时间连续工作或过度劳累，以免加重肾虚状况。

在中医师的指导下，可使用一些具有滋阴降火、补肾作用的中药进行调理，如六味地黄丸。但请务必在中医师的指导下使用，以确保安全性和有效性。

**2. 水运不及－燥热体质**

辛卯、辛酉，属相分别为兔、鸡，如出生年份为1951年、1981年、2011年、2041年，运气体质为水运不及－燥热体质。

燥热体质在自然界就如撒哈拉大沙漠般易热、易冷、易干燥。在人体中则表现为津液不足，容易干燥、干涩。沙漠中不是太冷就是太热，所以身体的阴阳也容易出现极端化。水运不及－燥热体质容易产生脱屑、僵硬、干燥之象。

【身体表现】

(1) 心系：①容易出现负面情绪，焦虑心烦等。②容易出现心悸心慌。③容易口舌破损。

(2) 肾系：①容易出现发热或下午发热感加重，四肢偏凉。②容易尿急尿频，严重时会有泌尿道感染或结石。③容易出现咳嗽干咳，严重时甚至出现咯血。④容易耳鸣头痛。

(3) 脾系：①容易出现腹胀、肚子硬的感觉。②肌肉容易抽筋痉挛。③容易血糖不稳定。④口舌、身体、大便容易干燥。

【饮食建议】

水运不及－燥热体质，日常饮食应以清热润燥为核心，佐以补肾滋阴。清热滋阴食材宜食用莲藕、莲子、银耳、木耳、苦瓜等食材，补肾宜食用山药、莲子、木耳、黑豆、黑芝麻等。可经常食用桂花黑芝麻糊、玉米莲藕排骨汤、凤梨苦瓜鸡汤、银耳羹等。

(1) 降压代茶饮

材料：麦冬10g，黄精6g，白芍6g。

做法：代茶饮。

(2) 滋阴清热方：养阴汤

材料：生地黄15g，天冬10g，当归3g，知母3g，枸杞10g，山药2根，猪肚100g。

做法：①先将药材洗净煮30分钟，过滤药渣后备用。②山药去皮切段备用。③猪肚洗净切片，热水烫过备用。④食材放入炖盅，加入药汤、枸杞炖煮1个小时。⑤加盐调味即可食用。此养阴汤适合身体自觉发热者，下午潮热增重。

(3) 百合玉竹茶

材料：百合30g，玉竹15g。

做法：①将百合和玉竹洗净，放入茶壶中。②加入适量的食盐开水，浸泡15分钟即可。此茶具有润肺、滋阴解压的功效。

【运动建议】

若为水运不及－燥热体质，可进行适量的运动，如散步、太极拳，避免剧烈运动而过度消耗体力。户外运动如在公园里大步快走伴随深呼吸，或是环湖骑行、游泳，或在有水的山区爬山都是不错的选择。运动环境尽量在有水的地方，可以缓解一部分的燥气。体内燥热要记得随时补充水分，避免久晒。

【情绪调理】

情绪焦虑易激动、容易慌乱。当我们感到焦虑、激动或慌乱时，调整呼吸是一种简单又有效的方法。以下是一些具体的呼吸练习，可以帮助我们在这些情况下保持冷静。

(1) 4-7-8呼吸法：这种方法也被称为"放松呼吸法"。先通过鼻子吸气，同时数到4。然后，屏住呼吸，数到7。最后，通过嘴巴呼气，同时数到8。重复这个过程几次，可以帮助放松并缓解焦虑。

(2) 腹式呼吸：这种呼吸方法要求在吸气时让腹部膨胀，呼气时让腹部收缩。将注意力集中在腹部，而不是胸部。这有助于减缓呼吸速度，从而缓解紧张和焦虑。

(3) 冥想式呼吸：找一个安静的地方坐下，闭上眼睛，将注意力集中在呼吸上。吸气时想象将平静和放松吸入体内，呼气时将紧张和焦虑排出体外。

(4) 交替鼻孔呼吸法：用一只手捏住一个鼻孔，然后通过另一个鼻孔吸气。接着，换另一个鼻孔吸气，然后呼气。这种方法可以帮助平衡左右脑，从而缓解焦虑和压力。

【生活建议】

水运不及 - 燥热体质，需保持室内通风，保持室内空气流通，避免长时间待在闷热的环境中。避免过度晒太阳，以免加重燥热症状。注意个人卫生，保持皮肤湿润，避免感染等引起的燥热症状。

出现皮肤干燥瘙痒日常多敲打带"风"字的穴位，如风池、翳风、风市。这些穴位容易被风邪侵袭，出现阵发性的瘙痒症状。如果长期瘙痒，可对血海、百虫窝、太溪等滋阴清热穴位进行拍打。

### 3. 水运不及 - 寒湿体质

辛丑、辛未，属相为牛、羊，如出生年份为1961年、1991年、2021年、2051年，运气体质为水运不及 - 寒湿体质。

寒湿体质在自然界就像冬季里的下雨天，身体内部有湿冷的感觉，整体水液代谢较慢，形体容易发胖和浮肿。"水"太弱，则火旺、土侮，遇寒湿质则容易形成湿热或寒湿，所以水运太弱 - 寒湿体质的人容易出现壅滞、寒凉的感觉或疾病。例如，腰脊、下肢沉重，水肿，下腹有坠胀感、寒凉感，便秘或大便黏腻、排不净等状态。情绪悲观，不易开心。

【身体表现】

(1) 肾系：①腰椎、下肢关节疼痛遇寒加重。②小便不利。③容易脑供血不足，出现眩晕。④下肢水肿循环差，容易静脉曲张。⑤精神困倦，尤其到下午后感觉乏力。⑥痛经伴血块，容易有子宫肌瘤、囊肿问题。

(2) 脾系：①胃寒容易腹泻，遇凉加重。②肌肉沉重乏力、酸胀、僵硬疼痛。③腹胀、腹满，消化差。④大便黏腻。⑤血脂代谢异常，容易有内脏脂肪堆积。

(3) 心系：①心悸与胸闷。②血液循环不畅，表现为手脚冰凉，面色苍白。③易感疲劳与气短。④水肿，特别是下肢水肿，可能加重心脏负担。⑤心脏不适与疼痛感，如心绞痛，表现为胸部压迫感或疼痛感。

【饮食建议】

水运不及 - 寒湿体质的人寒气太重，所以饮食上除了要多吃温阳散寒食物，还宜食用有疏通性质的食物，如萝卜、空心菜、姜黄，以发散寒气。运化较弱则易有湿气郁结或湿热表现，饮食重点是要祛湿，可以用茯苓、山药、车前子、荷叶、冬瓜皮等药食同源食物进行调理。需牢记的是，寒湿状态不宜使用太多寒凉化湿的食材，如红豆、薏苡仁。

保持健康规律的饮食习惯，避免过度食用生冷、油腻和辛辣的食物，以免加重湿气和损伤肾气。

(1) 补肾强筋食疗汤：枸杞山药炖鸡汤

材料：鸡肉500g，山药300g，枸杞20g，姜片3～4片（可根据个人口味增减）。

做法：①将鸡肉洗净后切块，放入开水中焯去血水，山药去皮，切成段状备用。枸杞用清水洗净泡软。②将处理好的鸡肉块放入炖锅中，大火煮沸后加入山药段和姜片。③炖煮至鸡肉熟烂、山药变软时，加入枸杞和适量盐调味再继续炖煮5～10分钟。

功效：具有补肾强筋的作用。适合需要增强体力、改善腰膝酸软症状的人群食用。

(2) 降脂代茶饮：山楂决明子茶

材料：山楂10g，决明子15g，金钱草10g。

做法：煮水代茶饮用。

(3) 养心补血汤：红枣龙眼汤。

材料：红枣10颗，龙眼肉15g，水适量。

做法：①将红枣和龙眼肉洗净，加入适量清水。②煮沸后转小火煮20分钟。

功效：补养心血，适用于心悸心痛、思虑过多的人群。

【运动建议】

水运不及-寒湿体质者，适当的运动可以促进气血运行，提升阳气，有助于湿气的排出。建议选择适量的有氧运动，如散步、太极拳。避免剧烈运动，以免过度消耗体力。

由于体寒容易导致筋骨不开，所以运动前的热身运动很重要，需要比一般人多5～10分钟的热身时间。运动时间以40～60分钟为佳，骑自行车、慢跑、打球都是合适的运动。运动结束后配合练习扭转体式，可以很好地按摩内脏器官，增加祛湿力量。

【情绪调理】

水运不及-寒湿体质者，因为阳虚寒凝易郁结，所以情绪上容易生闷气和反复生气，情志伤害比其他体质大，故而要学会排解情绪，多做让自己开心的事情。使用一些精油有助于温阳散郁，如罗马洋甘菊、生姜、迷迭香，滴入2~3滴精油，在掌心搓揉温热后按摩腹部或膻中穴位，以舒缓情绪。

【生活建议】

水运不及-寒湿体质者要保持规律的生活作息，充足的睡眠对肾气的恢复和湿气的排出非常重要。保持良好的心情，避免负面情绪对身体的影响。可以尝试进行冥想、瑜伽等放松身心的活动。保持居住环境的干燥和通风，避免潮湿环境加重体内湿气。在潮湿的天气里，可以使用除湿器或空调的除湿功能来保持室内干燥。避免长时间暴露在潮湿的环境中，如穿湿衣服、涉水。生活上要多保暖防寒，寒湿之气大多从脚入侵，所以需多注意下肢保暖，穿袜子、长裤。当脚湿时记得用吹风机把趾缝吹干，以免湿气入侵。平时可以多用艾叶泡脚，泡脚水里还可加入花椒、生姜、二锅头等温阳之物，浸泡30分钟，每周2~3次，若月经不调，艾叶可用至30g。

如果症状较为明显，可以在医生的指导下使用适当的药物进行调理。例如，金匮肾气丸、右归丸等药物可用于补肾阳；同时，可以遵医嘱使用一些具有健脾祛湿作用的中药或中成药，如四妙丸。

（二）木运太过（出生年份尾数为2）

出生年份尾数为2，如1962年、1972年、1982年、1992年、2002年，天干为壬，岁运木运太过。

**1. 木运太过-风火体质**

壬寅、壬申，属相分别为虎、猴，如出生年份为1932年、1962年、1992年、2022年，运气体质为木运太过-风火体质。此类体质的人风风火火，执行力极强，性格急躁，容易激动。

【身体表现】

(1) 脾系：①容易呃逆、腹胀。②大便可成形，但排便前容易有绞痛感。③消化容易受情绪影响，如生气就胃胀、腹泻。

(2) 肝系：①血压偏高、头痛头胀。②容易咳嗽咽干。③眼睛红肿、严重时易出现麦粒肿(睑腺炎)、结膜炎。④胁满,肋骨位置胀,吸不饱气。⑤容易出血、瘀青。

(3)肺系:①咳嗽、呛咳。②胸胁胀痛。③咽喉干燥、痒痛或有异物感。

【饮食建议】

饮食应以清淡、易消化为主,避免食用过于油腻、辛辣、刺激的食物,如辣椒、生姜、大蒜、肥肉等。适当食用具有清泄肝火作用的食物,如草莓、苹果、黄瓜、苦瓜、芹菜、菊花茶、决明子茶等。如果有上火症状,多吃疏风清热食物,可减少上火症状。如桑叶、桑椹、薄荷、菊花、绿茶等清香食材。若情绪易怒,则宜食清心安神,如莲子、莲藕、百合、麦冬、萝卜、花生、绿豆等。肝火过旺容易头面部出血,甚则流鼻血或眼睛发红,可喝蒲公英茶、麦冬茶来保养肺部。多食用具有健脾养胃功效的食物,如山药、南瓜、红薯、小米粥、红枣薏苡仁粥等。

(1)健脾行气代茶饮:山楂麦芽茶

材料:山楂10g,麦芽15g,陈皮5g。

做法:将山楂、麦芽和陈皮一同洗净,放入杯中,加入热水冲泡,闷10分钟后饮用。可反复冲泡至味淡。

功效:健脾消食,行气消胀。

(2)清肝明目降压代茶饮:夏枯草决明子茶

材料:夏枯草10g,决明子10g,绿茶3g。

做法:将夏枯草、决明子洗净,与绿茶一同放入杯中。加入沸水冲泡,闷5分钟后饮用。可反复冲泡至味淡。

功效:清肝明目,降压降脂。夏枯草能清肝泻火、明目散结,对缓解目赤肿痛、头痛眩晕等症状有良好效果;决明子能清热明目、润肠通便;绿茶能清热解暑、提神醒脑。此茶可缓解肝系问题中的血压偏高、头痛头胀等症状。

(3)润肺止咳食疗方:雪梨川贝炖冰糖

材料:雪梨1个,川贝母5g,冰糖适量。

做法:雪梨洗净,去皮去核,切成块状。川贝母洗净,与雪梨块一同放入锅中，加入适量清水。大火煮沸后转小火炖煮 30 分钟。加入冰糖调味，继续炖煮 10 分钟至雪梨熟烂。

功效：润肺止咳，清热化痰。此汤可缓解肺系问题中的咳嗽、咽干等症状。

【运动建议】

适度的有氧运动可以促进风邪疏发，肌肉锻炼则有助于健脾祛湿。所以两者都需要练习。如果工作太忙，没有太多时间，建议练习 TABATA 训练。TABATA 训练是一种高强度间歇训练，这种训练方法的核心思想是在短时间内进行高强度的训练，然后短暂休息，再重复进行。通常，TABATA 训练的时长为 4 分钟，由 8 个 20 秒的高强度运动和 10 秒的休息时间交替组成。每周 2~3 次即可，每次 15~30 分钟。请注意运动后，出汗加毛孔打开，此时身体防护最弱，所以要尽快擦干汗水，换干净衣服，避免毛孔上的汗水郁住肌肤，从而湿热袭表。

【情绪调理】

木运太过 - 风火体质的人情绪容易烦躁，尤其在热环境或是闷的环境下就更容易发怒。学会放松：通过深呼吸、冥想、听舒缓音乐等方式来放松身心，缓解紧张情绪。培养兴趣爱好：培养一些兴趣爱好，如绘画、书法、阅读等，以转移注意力，调节情绪。易激动时可以多吃桑椹、葡萄，或喝点菊花茶、薄荷柠檬茶来快速缓解情绪。

【生活建议】

避免熬夜，保证充足的休息。同时，保持良好的心态，避免过度紧张、焦虑等不良情绪。适当进行运动也有助于缓解压力和改善体质，如散步、太极拳等。按摩调理：在肝火旺盛时，可以按摩肝脏或胆囊部位及涌泉等穴位，有助于缓解肝火。保持居住环境通风良好，避免长时间处于潮湿、闷热的环境中，有助于改善肝旺风火体质。

药物调理：在必要时，可以在医生指导下使用一些药物来调理肝火，如龙胆泻肝丸等。但需注意，药物治疗需在医生指导下进行，避免滥用药物导致不良后果。

**2. 木运太过 - 燥热体质**

壬子、壬午，属相分别为鼠、马，如出生年份为 1942 年、1972 年、

2002年、2032年，运气体质为木运太过-燥热体质。这种体质整体"燥"的特点非常明显，皮肤干燥、口干舌燥、眼睛干涩。性格急躁、易怒，容易感到压力和焦虑。这种体质的人通常比较外向，善于表达自己的情感和感受，但也可能表现出不稳定和情绪化的特点。

【身体表现】

(1) 脾系：①容易出现身体燥热感伴四肢寒凉。②容易胃脘不适，遇寒易痛。③容易大便干燥，排出费力。④容易口苦。

(2) 肝系：①头胀头痛。②腰痛、关节僵硬。③肝火旺，容易导致情绪烦躁、易怒或暴躁等症状。④胸闷两胁胀，易岔气。⑤筋肉眴动出现抽筋、眼皮跳。⑥女性容易有乳腺结节、经血不足、面斑。

(3) 肺系：①容易出现阵发性咳嗽，咳声高亢，且伴有痰黄黏稠、不易咳出的症状。②可能会出现呼吸急促、气息粗重的症状。③可能出现胸闷、胸痛的症状。④肝火旺盛可能导致咽喉干燥、疼痛或红肿等症状。⑤热燥体质的人容易出现发热、口渴喜冷饮等症状。⑥由于体内津液减少，可能导致大便干结、便秘等症状。⑦皮肤干燥。

【饮食建议】

应该多食用具有滋阴润燥作用的食物，如百合、银耳、雪梨、蜂蜜，有助于缓解热燥症状。适当食用具有清热解毒功效的食物，如绿豆、苦瓜、冬瓜、黄瓜，有助于清除体内热毒。保持充足的水分摄入，有助于清热降火、润燥生津。建议每天饮用足够的水量，也可适量饮用绿茶、菊花茶等具有清热作用的茶饮。

身体容易有燥热感，会不自觉多吃寒凉食物，但肝木乘脾，进食生冷食物，易伤阳气，从而出现四肢凉、大便黏腻、腹泻的症状。平时饮食可以稍带辛味食物，如生萝卜、生姜、芥末。辛味有助于毛孔自然打开散热，再配合清热食物，如桑椹、甘蔗、西瓜、绿茶、仙草。经血不足或面斑重的食疗以补血疏肝为主，平时喝些美颜茶。

(1) 滋阴活血美颜茶

材料：绿茶3g，三七花3g，石斛3g。

做法：上三味热水浸泡待凉即可饮用。每天一份即可，脾胃虚寒者可将绿茶换成老白茶。

(2) 益气润肠通便食疗方：南瓜蜂蜜粥

材料：南瓜200g，大米适量，蜂蜜适量。

做法：①将南瓜去皮去籽，切成小块；大米淘洗干净。②将南瓜和大米一同放入锅中，加入适量清水。③大火煮沸后转小火，煮至米烂粥稠。④加入适量蜂蜜调味，搅拌均匀即可食用。

功效：补中益气、润肠通便，也有助于调和身体燥热感与四肢寒凉的不适。

(3) 滋阴润燥食疗方：雪梨银耳羹

材料：雪梨1个，银耳适量，冰糖适量。

做法：①将银耳泡发，去蒂，撕成小朵；雪梨去皮去核，切成小块。②将银耳和雪梨放入锅中，加入适量清水。③大火煮沸后转小火，煮至银耳软烂、雪梨熟透。④加入适量冰糖调味，搅拌均匀即可食用。

功效：此羹可缓解咳嗽、痰黄黏稠、不易咳出及皮肤干燥等症状，同时有助于调和体内阴阳平衡。

【运动建议】

木运太过–燥热体质的人可以选择一些轻松、和缓的运动方式，如散步、太极拳、瑜伽等。避免剧烈运动，以免过度消耗体力，加重身体负担。建议在清晨或傍晚进行运动，避免在阳光强烈、气温过高的时段进行运动，出汗多容易耗气伤阴，进而会加重热燥症状。

【情绪调理】

木运太过–燥热体质在情绪方面容易焦躁易怒。日常要学会放松，可以尝试进行深呼吸、冥想或听舒缓的音乐等方法来缓解紧张情绪。保持心情愉悦，避免过度焦虑和压力。培养兴趣爱好，如绘画、书法、阅读，以转移注意力，调节情绪。这些活动有助于舒缓压力，使心情保持愉悦。平时可以喝点薄荷蜂蜜水，来放松精神。情绪焦虑，易躁动不安，伴随身体燥热就更容易不受控制而发火，可喝点金银花茶或菊花茶加玉竹5g，百合5g以减轻火热情绪，安神宁心。

【生活建议】

规律作息，保持充足的睡眠时间，培养良好的睡眠习惯。避免熬夜和过度劳累，保证肝脏得到充分的休息和修复。保持积极乐观的心态，学会调节情绪，避免过度紧张和压力。可以尝试利用深呼吸、冥想等方法来放松心情。穿着舒适，选择透气性好、吸汗性强的衣物，以保持身体舒适。避免穿着过于紧身或合成纤维的衣物，以免加重燥热症状。保持居住环境通风良好，避免长时间处于潮湿、闷热的环境中。可以使用加湿器或除湿器来调节室内湿度，保持空气清新。可使用加湿器或在身边备湿毛巾有助于体内水分保存。避免过度饮酒，酒精会加重肝脏负担，对于肝旺燥热体质的人来说，应避免过度饮酒。在生活上要避免在过热的环境下活动，如正午，夏天。因温度太高会引发内热及损耗阴分，从而更容易出现身体严重症状。有头面眩晕等症状者，平时可多按摩头部的百会、神庭及太冲，有助于改善症状。

### 3. 木运太过－寒湿体质

壬辰、壬戌，属相分别为龙、狗，出生年份为1952年、1982年、2012年、2042年等，运气体质为木运太过－寒湿体质。

木运太过－寒湿体质之人，身体阳性、阴性能量较为均衡。但容易出现阻塞、潮湿的感觉或相关症状，如消化不良，咳痰，大便偏稀黏马桶等。

【身体表现】

(1) 脾系：①腹胀、消化差，遇寒凉易加重或腹泻。②四肢易沉重偏凉，出现肩周炎、网球肘，膝关节等疼痛肿胀，小关节晨僵。③大便时干时稀，或是黏腻不爽。④容易肥胖，严重者伴有尿酸或血糖过高。

(2) 肝系：①视物不清、分泌物多，眼球混浊发黄，严重时会有白内障。②易有脂肪肝、胆囊息肉等肝胆问题。③易乏力，身体沉重、末梢偏凉，严重时会有静脉曲张。④男性阴部潮湿、瘙痒，严重时会有前列腺肥大；女性痛经。

(3) 肺系：①咳嗽有痰。②胸闷胸痛。③咽喉不利。

【饮食建议】

木过乘脾，则脾胃虚弱，加上又是寒湿体质，会比其他人的饮食反应敏感，应多食用温性食物，如姜、葱、蒜、山楂、红枣，有助于驱寒散湿。同时，可多食用具有健脾除湿作用的食物，如山药、黄豆、薏苡仁，有助于改善湿邪困脾的情况。

饮食上要避开生冷寒凉、肥甘厚腻食物，如海鲜、猪肉、甜食、奶制品、酒类。多吃辛温食物，如生姜、咖喱、姜黄、味噌、纳豆，平时喝点姜茶、普洱茶对脾胃有益。坚持3个月会看到身体有明显改善。

(1) 调经活血食疗方：红糖当归生姜汤

材料：红糖10g，生姜5片，当归3g，鸡蛋1颗。

做法：①所有材料下锅煮15分钟。②关火后立即加入鸡蛋黄1颗，即可服用。

功效：有助于调理经血不足、痛经等症状。

(2) 健脾祛湿食疗方：山药茯苓粥

材料：山药100g，茯苓15g，大米适量。

做法：①将山药去皮，洗净切成小块；茯苓研成粉末；大米淘洗干净。②将山药、茯苓粉末和大米一同放入锅中，加入适量清水。③大火煮沸后转小火，煮至米烂粥稠。

(3) 清咽祛痰代茶饮：桔梗甘草茶

材料：桔梗5g，甘草3g，绿茶适量。

做法：①将桔梗、甘草洗净，与绿茶一同放入杯中。②加入沸水冲泡，闷5分钟后饮用。可反复冲泡至味淡。

功效：此茶可缓解咳嗽，宣肺祛痰，利咽排脓，润肺止咳。

【运动建议】

木运太过-寒湿体质者适合有氧运动，适度出汗可散除体内寒湿之气，加速代谢，如跳操、跑步、快走、慢跑、骑单车，都有助于身体气血循环。如果体重基数大，还需加上核心肌肉锻炼，会更快的加强气血运行，如高抬腿、平板支撑。但也要避免过度剧烈运动，以免耗伤阳气，加重寒湿症状。

【情绪调理】

木运太过-寒湿体质者，情绪易内收、压抑，容易有孤独感。多晒太阳，补充阳气有助于快速恢复正能量。积极面对生活，保持乐观的心态，避免过度焦虑和压力。当情绪一直处于低落状态时，要学会去释放。学会倾诉，或是去听一些敲击的疗愈音乐，如颂钵、无忧鼓，安抚情绪外同时增加阳气升发。还要经常与家人、朋友交流，分享自己的感受和情绪，获得理解和支持。

【生活建议】

除注意防寒祛湿外，补充阳气也很重要。平常可多艾灸背部、腰部、腹部，补充五脏之阳气。平时养成泡脚、泡澡习惯，同时可以加入艾草、鸡血藤和适度白酒，有助于强筋活骨。女性可用益母草、艾草泡脚，改善妇科功能。若出现眼干、目痛等眼睛方面的问题，可用砭石或牛角材质的刮痧板在眼周区域刮痧，促进循环。

保持居住环境干燥通风，避免长时间处于潮湿的环境中，保持居住环境的干燥通风。注意保暖，根据天气变化及时增减衣物，保持身体温暖，避免受寒。

规律作息，保持规律的作息时间，保证充足的睡眠，有助于身体的恢复和调节。避免过度劳累，以免耗伤气血，加重寒湿症状。

（三）火运不及（出生年份尾数为 3）

出生年份尾数为 3，如 1963 年、1973 年、1983 年、1993 年、2003 年，其天干为癸，岁运火运不及。

**1. 火运不及 – 风火体质**

癸巳、癸亥，属相分别为蛇、猪，出生年份为 1953 年、1983 年、2013 年、2043 年等，运气体质为火运不及 – 风火体质。

风火体质的最显著特征为"风风火火、急急忙忙"，具体表现就是想法快、说话快、执行快，行动力很强，但容易内耗。"火"不及，则"水"太过，所以火运不及 – 风火体质的人在身体上表现为阳性能量偏弱或不持久，容易引发阵发性瘙痒或疾病。

【身体表现】

(1) 心系：①睡眠浅、多梦。②心火旺脾气急，易患口腔溃疡、小便黄赤。③血压偏高、头痛、眩晕。④消化好，但大便偏干或有阵发性腹痛，排便后缓解。

(2) 肾系：①容易眩晕、耳鸣。②脊柱僵硬、下肢肌肉易抽筋，严重者出现静脉曲张。③易有性功能问题。④易有恐惧感。

(3) 肺系：①容易打喷嚏流鼻涕，严重者患过敏性鼻炎、皮炎。②口干、口渴。③易咽痛、咳嗽有痰、咽喉不适，严重时会有咽喉发炎、扁桃体炎。④易有肺热，造成皮肤痤疮、粉刺。⑤大便干燥，偶尔会伴随腹痛感。

【饮食建议】

火运不及－风火体质的人，身体易出现阵发性的问题，所以饮食要避开过敏食物，如花生、芝麻、牛奶、海鲜、辣椒。同时要温养心阳，适当食用红枣、龙眼肉、胡萝卜等食物，有助于温养心阳，增强心脏功能。平时多吃健脾的食材，如山药、小米、玉米、芡实、党参、黄芪、地瓜、南瓜，可以稳定身体气机能量。还可适宜吃些疏风的食物，如深绿色蔬菜、花草茶之类，平时也可以喝点桑叶麦冬茶，有助于疏风清热，对咳嗽咽炎有效果。

(1) 养心安神食疗方：莲子百合绿豆汤

材料：莲子 50g，百合 30g，绿豆 100g，冰糖适量。

做法：①将莲子、百合和绿豆分别洗净，莲子去心，绿豆提前浸泡 2 个小时。②将莲子、百合和绿豆一同放入锅中，加入适量清水。③大火煮沸后转小火，煮至绿豆开花、莲子熟烂。④加入适量冰糖调味，搅拌均匀即可食用。

功效：此汤可缓解心火旺、脾气急、口腔溃疡、小便黄赤等症状，同时有助于改善睡眠浅、多梦、血压偏高及大便干燥的情况。

(2) 去痤疮粉刺食疗方：山药莲藕玫瑰天冬粉

材料：山药 200g，莲藕 200g，玫瑰花 50g，天冬 30g。

做法：将四味药食同源材料打粉冲服，每天 1 碗。

功效：调节体内环境、清除毒素、滋阴润燥、疏肝解郁等多重功效，对于改善痤疮粉刺有显著效果。同时，还能滋补养颜，使皮肤更加光滑细腻。

(3) 补肾明目代茶饮：桑椹枸杞茶

材料：桑椹干 10g，枸杞子 10g，绿茶 3g。

做法：①将桑椹干、枸杞子洗净，与绿茶一同放入杯中。②加入沸水冲泡，闷 5 分钟后饮用。可反复冲泡至味淡。

功效：此代茶饮可缓解眩晕、耳鸣，以及性功能问题和恐惧感。

【运动建议】

火运不及 - 风火体质不适合剧烈的运动,因此,应该避免快跑、举重等高强度运动。温和的有氧运动和肌力训练有助于疏风降火,轻度肌肉训练可以刺激血分生长,不造成心脏负担。散步、慢跑、太极拳、瑜伽等运动可以逐渐增加心脏的负荷,提高心肺功能,同时不会过度刺激身体。

避免剧烈运动,对心脏功能较弱的人来说,过于剧烈的运动可能会加重心脏的负担。呼吸练习,如深呼吸、冥想,可以帮助平衡风火体质,缓解紧张情绪,对心脏也有益处。选择舒适、安静的运动环境,避免在嘈杂、拥挤的地方进行运动。室内的平和运动,如太极、瑜伽。运动上要注意别受凉,避免汗出太多。

【情绪调理】

火运不及 - 风火体质的人,情绪调节尤为重要,因为心脏与情绪紧密相关。日常要学习放松情绪,不要生闷气,情绪上的波动很容易引发心脏不适。当情绪波动时可以按压内关并配合呼气,反复5~10次,有助于稳定心情、缓解心脏问题。寻找适合自己的压力释放方式,如与朋友聊天、写日记、听音乐,及时排解负面情绪,避免积压过多压力。

【生活建议】

汗为心之液,火运不及,则心气不足,属于易汗出体质,活动时易大汗出,严重时不活动都会汗出。需要避免身上有潮湿状态,以免寒湿之邪入侵,加重阳虚症状,皮肤寒湿瘀堵日久易形成鸡皮肤(毛周角化病)。平时可以泡温泉、泡脚或腹部按摩,促进经络循环,增加气血,调畅心情。

保持规律作息,建立良好的睡眠习惯,保证足够的睡眠时间,并尽量让作息时间规律。避免过度熬夜和不规律的作息时间,有助于调整身体的节律和平衡。合理安排工作和休息时间,避免长时间连续工作或过度劳累。适当休息和放松,有助于减轻心脏负担。注意饮食的均衡和多样化,摄入适量的营养物质,包括维生素、矿物质和膳食纤维等。增加摄入新鲜水果、蔬菜、全谷类食物和健康脂肪,减少摄入高盐、高脂和高糖食物。减少或避免摄入刺激性物质,如咖啡因、酒精和辛辣食物。

这些物质可能刺激神经系统和心血管系统，加重风火体质的症状。

**2. 火运不及 – 燥热体质**

癸卯、癸酉，属相分别为兔、鸡，如出生年份为1933年、1963年、1993年、2023年等，运气体质为火运不及 – 燥热体质。

燥热体质在自然界就像撒哈拉大沙漠，易热、易冷、干燥。在人体中表现为体内津液不足，容易干燥、干涩。沙漠中不是太冷就是太热，故而身体的阴阳也容易出现极端化。火运不及 – 燥热体质的人心脏功能可能相对较弱，血液循环不畅，在剧烈运动或情绪激动时，这些症状可能会更加明显，容易出现失眠、多梦、易醒等问题。长期下来，可能会导致精力不足、疲惫不堪，身体容易感到僵硬、冷、凝滞感等。

【身体表现】

(1) 心系：①情绪焦虑、睡眠浅、多梦。②心火旺脾气急，容易患口腔溃疡。③血压起伏不定，易恐惧、精神集中力差。严重者精神萎靡、身体沉重无力。

(2) 肾系：①容易耳鸣。②脊柱僵硬，严重者出现静脉曲张。③月经量减少、经前乏力感、情绪起伏大，易恐惧。④尿液少，颜色赤黄。⑤头发易干枯掉落。

(3) 肺系：①容易引发鼻部出血。②容易皮肤发红、发痒、脱屑。③大便干燥易便秘，容易患痔疮、便血。

【饮食建议】

火运不及 – 燥热体质，在饮食上应注意清热润燥，应以清淡饮食为主，多食用具有清热、滋阴、润燥功效的食物。绿豆、冬瓜、西瓜、梨等水果和蔬菜都是不错的选择。应多喝水，以保持身体的水分平衡。此外，还可以适量饮用绿茶、菊花茶等具有清热作用的茶饮。食用滋阴食物，如百合、银耳、莲子、山药，有助于滋润身体，缓解燥热症状。

年轻时身体容易有火热感，会不自觉多吃寒凉食物。但随着年纪增长，身体阳气越来越弱造成阳气虚弱，进而出现四肢凉的症状。平时饮食适合稍微有点辛味食物，如生萝卜、生姜、芥末。辛味有助于毛孔自然打开散寒温养，再配合桑椹、甘蔗、西瓜、绿茶、仙草等清热食物。

赤属火主心，因此养心的食物大多色红，如樱桃、大枣、石榴。

(1) 安睡食疗方：莲子百合枣仁汤

材料：莲子50g，百合30g，酸枣仁20g，红枣10枚，冰糖适量。

做法：①将以上材料分别洗净，莲子去心，红枣去核。②将所有材料放入砂锅中，加入足量清水。③大火烧开后转小火，慢炖40分钟左右，直至材料煮烂。④加入适量冰糖调味，搅拌均匀后即可关火，温热食用。

功效：此汤能够综合调理心系问题，缓解焦虑情绪，改善睡眠质量，降低心火，减少口腔溃疡的发生，并有助于稳定血压和提高注意力。

(2) 益精养发食疗方：桑椹芝麻糊

材料：桑椹50g，黑芝麻100g，糯米粉50g，白糖适量。

做法：①将桑椹、黑芝麻洗净，搅打成粉。②糯米粉中加入适量清水调匀，与桑椹、黑芝麻粉混合。③将混合物放入锅中，小火慢煮，边煮边搅拌，防止黏底。④煮至糊状，加入适量白糖调味即可。

功效：滋阴补血，生津润燥，益精血，润肠燥，能够缓解头发干枯掉落、耳鸣等症状。此糊可作为早餐或晚餐的辅食，可滋养肾阴，改善热燥体质带来的不适。

(3) 清燥润肺食疗方：雪梨银耳羹

材料：雪梨1个，银耳20g，枸杞10g，冰糖适量。

做法：①银耳提前泡发，撕成小朵；雪梨去皮去核，切成小块。②加入足量清水，大火煮沸后转小火煮30分钟。③加入枸杞和适量冰糖，继续煮10分钟至银耳软糯、雪梨透明。④搅拌均匀后即可关火，温热食用。

功效：此羹可缓解肺燥引起的鼻部出血、皮肤问题及大便干燥等症状。

【运动建议】

火运不及-燥热体质之人易阴血不足，因此运动时要避免过度汗出耗损心阴。燥热体质的人可以选择一些轻中度的运动，如散步、慢跑、瑜伽、太极。这些运动可以调节呼吸，平衡体内的燥热。如果感觉身体沉重，有可能是气虚夹湿，可多做有氧运动有氧操、拉丁舞等，帮助加强机体运化，排除体内湿气，但要注意做完隔天是否有虚脱感。若有，则锻炼过度，需调整模式。如果身体没有沉重感，说明湿邪不重，可多练习瑜伽和普拉提，或多拉伸，从而疏通经络、养气安神。运动结束后，可以喝点常温的电解质水或滋阴清热的饮品。

【情绪调理】

火运不及－体质燥热易出现焦躁不安、莫名易怒等"易燃易爆炸"的情绪，所以要多去安抚那颗火爆的心，寻找让自己开心喜悦的稳定感。尤其反复情绪起伏容易加重心脏负担，从而影响心脏功能。因此，学会保持冷静和平和的心态至关重要。可以尝试通过深呼吸、冥想或放松技巧来缓解紧张情绪。减少接触刺激性的事物，如过于嘈杂的环境、刺激性的电影或书籍。保持身心的宁静有助于缓解燥热体质带来的不适。

【生活建议】

保持室内环境舒适，居住和工作环境应保持通风良好，温度适宜。避免长时间暴露在高温或干燥的环境中，以免加重燥热症状。老话说"有山有水好清凉"，多接触自然环境的水源，如瀑布、小溪、湖水，这些环境具有大量负离子和氧离子，可增加身体能量和减缓燥热之气。穿着宽松舒适，选择透气性好的棉质衣物，避免穿着紧身或合成纤维的衣物。这样可以减少对皮肤的刺激，有助于散热和保持舒适。定期清洁皮肤，定期洗澡并使用温和的清洁产品。避免过度搓澡或使用刺激性的沐浴露，以免损伤皮肤屏障。多喝水以补充体内水分，保持身体的水分平衡。避免过量饮酒或咖啡因等刺激性饮料，以免加重燥热症状。

由于火运不及－体质燥热身体阴阳及水分分布不均，平时应尽量避免熬夜、思虑过多、生气等不良习惯与情绪。日常可多按摩头部、腹部及足部，让这三个地方尽量保持循环通畅，从而起到降气润燥的作用。

**3. 火运不及－寒湿体质**

癸丑、癸未，属相分别为牛、羊，出生年份为1943年、1973年、2003年、2033年等，运气体质为火运不及－寒湿体质。

寒湿体质在自然界就像冬季里的下雨天，在身体内部有湿冷的感觉，整体水液代谢较慢，形体容易发胖和浮肿。"火"不及遇寒湿则阳虚水凝，所以火运不及－寒湿体质的人容易出现寒凉、沉重、内热之象。

【身体表现】

(1) 心系：①面色暗沉。②心烦胸闷，严重者伴心悸、心痛。③血脂、胆固醇偏高，严重者会有动脉粥样硬化。④情绪沉闷、行动力弱，易疲劳。⑤血压高，伴有头痛或肩颈部僵硬感。⑥失眠、多梦、健忘等与心神不宁相关的症状。

(2) 肾系：①易出现结石。②下半身易出现湿疹、潮湿感。③女性痛经、月经量异常，严重时会有子宫肌瘤疾病；男性前列腺肥大，阴囊潮湿。④腰部及下肢酸痛、怕凉，易患关节炎，易水肿。⑤肾阳虚，从而引发腰膝酸软、畏寒怕冷、性欲减退等症状。⑥尿频、尿急、尿痛等泌尿系统症状。

(3) 肺系：①鼻塞流涕，严重者扁桃体肿大、腺样体肥大。②气喘、痰多等呼吸道症状。③胸闷、呼吸困难等。④大便偏黏腻，排便不畅。

【饮食建议】

火运不及－寒湿体质，身体的阳分力量太重，需多吃温性食物，如生姜、大葱、大蒜、韭菜、香菜，有助于温阳散寒，提升体内阳气。食用健脾祛湿食物，如山药、薏苡仁、赤小豆、茯苓，有助于健脾祛湿，改善寒湿症状。

控制寒凉食物摄入：避免食用生冷、寒凉的食物，如冷饮、雪糕、西瓜，以免加重寒湿症状。避免过度油腻：减少油炸、烧烤等高脂肪食物的摄入，以免加重身体负担。多喝温水：保持充足的水分摄入，有助于促进新陈代谢，排出体内寒湿。可适当食用一些具有温阳散寒、健脾祛湿作用的中药食材，如桂枝、干姜、砂仁、陈皮等，但需在医生指导下进行。还宜食用具有疏通性质的食物来利水祛湿，如萝卜、空心菜、姜黄，有助于祛寒湿之气。

(1) 益气养心食疗方：红枣山楂赤小豆汤

材料：红枣 10 枚，山楂 20g，赤小豆 50g，冰糖适量。

做法：①将赤小豆提前浸泡 4～6 小时，红枣去核，山楂洗净切片。②加入足量清水。大火煮沸后转小火，煮约 1 个小时，直至赤小豆煮烂。③加入适量冰糖调味，搅拌均匀后即可关火，温热食用。

功效：此汤可综合调理心系问题，改善面色暗沉、心烦胸闷、血脂偏高、情绪沉闷等症状，同时有助于降低血压和缓解失眠多梦。

(2) 关节酸软疼痛食疗方：薏苡山鸡汤

材料：山药1根，炒薏苡仁30g，砂仁3g，怀牛膝5g，桂枝3g，鸡腿1~2只。

做法：①山药、鸡腿洗净切块。②所有材料一同放入锅中炖煮至肉软，加盐调味即可食用。发作期加入黄酒30ml一起煮。

(3) 大便黏腻代茶饮：陈术茶

材料：陈皮10g，炒白术10g，茯苓10g，砂仁2g，香附6g。

做法：①将以上材料一同放入锅中。②加入适量清水，大火煮沸后转小火煮约15分钟。温热饮用。可反复冲泡至味淡。

功效：此茶可综合调理脾胃、大肠功能，缓解大便黏腻的症状。

【运动建议】

火运不及-寒湿体质适合有氧运动，如慢跑、太极拳、游泳、爬山。但需注意，要根据自己的身体状况选择合适的运动方式和时间。

由于体寒易筋骨不开，气机凝结，所以运动前的热身运动非常重要，需要比一般人多5~10分钟，让筋骨活络起来以降低运动伤害。由于先天心脏气血较弱，所以运动完如果出现休息后缓解不了的疲劳感，那就是运动过度了，需要好好调整运动时间或强度才有助于养心。

【情绪调理】

火运不及-寒湿体质的人偏阴偏静，所以不太愿意表露情绪，内心容易有种孤傲感或空虚感。多补充阳气可以冲淡情绪的乌云，如每天多发现身边的一件正能量事情并记录下来，坚持3个月就会发现心态变化；或一天中抽出30分钟晒晒太阳、艾灸，也可以补充阳气。从个人的小世界中走出来，面向阳光。

【生活建议】

由于寒湿体质的人容易感到冷，所以应时刻注意保暖，特别是在冬季或寒冷环境中。建议穿着适当的冬季衣物，使用暖宝宝或热水袋等保暖工具。平时可以艾灸、泡脚，泡脚水里可以加入花椒、生姜、二锅头，浸泡30分钟，每周2~3次。月经不调者可加艾叶30g来泡脚。保持居住环境的干燥和温暖，避免潮湿和阴冷，还可以使用除湿器或加热器来改善居住环境。选择按摩、针灸、艾灸、拔火罐等中医疗法，促进体内湿气、寒气的排出。艾灸以腰腹部大面积为主，有能力可以加入足三里、阴陵泉、三阴交以强化祛湿温阳力量。

### （四）土运太过（出生年份尾数为 4）

出生年份尾数为 4，如 1964 年、1974 年、1984 年、1994 年、2004 年，天干为甲，岁运土运太过。

#### 1. 土运太过 – 风火体质

甲寅、甲申，属相分别为虎、猴，出生年份为 1944 年、1974 年、2004 年、2034 年等，运气体质为土运太过 – 风火体质。

风火体质可以理解为"风风火火、急急忙忙"，具体表现就是想法快、说话快、执行快，行动力很强，但容易不稳定。结合土运太过，身体内的水分、血分易损耗，出现阵发性、不通畅、发热的感觉。容易出现食欲旺盛、胃部不适、腹胀腹泻等症状，可能出现尿频尿急、月经不调、白带异常等症状，以及情绪波动较大等问题。

【身体表现】

(1) 肾系：①腰膝酸软，风火体质的人由于内火旺盛，容易消耗肾阴，导致肾阴虚损，腰膝部位得不到足够的滋养。②阵发性小便黄、热。③女性月经量异常，严重出现崩漏、带下异常。④腰部、下肢容易有紧张感，严重时会有肌肉痉挛，腰肌劳损。⑤耳鸣，严重者有突发性耳聋。⑥男性遗精早泄。

(2) 脾系：①胃胀满，消化不良，严重者会有胃灼热感、反酸胃灼热。②大便容易偏干或前干后稀。③肌肉易僵硬抽搐，如肩颈僵硬感，眼皮或是局部肌肉跳动，口周、下颌区域易有粉刺痤疮。

(3) 肝系：①情绪不稳：容易情绪波动，表现出易怒、暴躁、焦虑等。②肝胆火旺，口苦口干。③头晕目眩。④目赤肿痛、眼干眼涩。⑤胁肋胀痛。⑥失眠多梦。⑦女性月经失调、经前乳房胀痛。

【饮食建议】

土运太过 – 风火体质发病多一阵一阵出现，具有突发性。如突然腹泻腹胀，隔天就好了。平时饮食上要多吃绿色、黄色蔬菜和莓果类食物，从而健脾胃、助消化，如芹菜、空心菜、菠菜、南瓜、香蕉、红薯。女性生殖系统差可多吃蔓越莓、覆盆子、山药豆等，有助于改善生殖系统及妇科功能。男性多吃南瓜子、牡蛎等食物。若出现皮肤问题可以多吃猕猴桃、菠萝、桑椹等富有维生素C的水果，不仅补脾肾，还可美白肤色。保持清淡的饮食，避免过多食用油腻、辛辣、刺激性食物，如肥肉、辣椒、生姜。这些食物容易助长体内的热气，加重风火症状。

(1) 滋肾清肝代茶饮：桑椹菊花茶

材料：桑椹10g，菊花5g，绿茶3g。

做法：①将以上材料一同加入沸水冲泡。②闷5分钟后饮用。可反复冲泡至味淡。

功效：此茶可缓解肾阴不足引起的腰膝酸软、耳鸣、遗精早泄等症状，同时有助于改善风火体质带来的内火旺盛问题。

(2) 健脾消食食疗方：山楂麦芽粥

材料：山楂20g，麦芽15g，粳米100g，白糖适量。

做法：①将山楂、麦芽洗净，加适量清水煎煮，去渣取汁。②将粳米洗净，加入药汁中，再加适量清水，煮至粥成。③加入适量白糖调味，搅拌均匀后即可食用。

功效：消食化积，有助于缓解胃胀满、消化不良等症状；此粥可综合调理脾系问题，缓解风火体质在脾胃方面的不适。

(3) 清热降压食疗方：绞股蓝藕茶

材料：绞股蓝30g，鲜莲藕200g，蜂蜜适量。

做法：①原料洗净后分别捣烂取汁。②加蜂蜜适当调味，每天1次，连服1个月。

功效：清热凉血，健脾开胃，通便止泻，调节血压、血脂。

【运动建议】

平时可以做有氧运动，如慢跑、快走、游泳、跳舞、尊巴等来疏散体内风热之气，结束后可饮用当归红糖水或蜂蜜水来补充体内阴血，以免出现皮肤瘙痒或鸡皮肤的症状。

【情绪调理】

保持冷静。当感到情绪激动时，可以尝试通过深呼吸、冥想或放松练习来缓解。养成每天静坐 10 分钟习惯，有助于稳定大脑思维、情绪和气血。平时可以听点轻柔舒缓的音乐，来活血化气。风火质行为作风快速，但土运太过时就会有点相克，反而出现生闷气的表现。此时可以喝绿茶、玫瑰花茶、茉莉花茶等来缓解情绪和症状。如生气后出现便秘、痔疮饮用绿茶；生气后出现生殖系统症状、痤疮，女性饮用浅色玫瑰花茶，男性饮用茉莉花茶或栀子花茶。

【生活建议】

避免过多摄入冷饮和生冷食物，以免损伤脾胃阳气。尝试通过冥想、深呼吸等方法来放松身心，缓解情绪压力。平时按摩百会、太阳、风池来梳理头部气血。按摩关元、命门、肾俞，可以增加身体内的稳定度，还可调理生殖系统症状。此外，除了按摩也可对以上穴位进行艾灸，艾灸时间在 30 分钟左右，冬天可以延长艾灸时间。

### 2. 土运太过 – 燥热体质

甲子、甲午，属相分别为鼠、马，出生年份为 1924 年、1954 年、1984 年、2014 年等，运气体质为土运太过 – 燥热体质。

燥热体质在自然界就像撒哈拉大沙漠，易热、易冷、干燥。在人体表现为体内津液不足，容易干燥、干涩。沙漠中不是太冷就是太热，故而身体的阴阳也容易出现极端化，容易产生干燥、僵硬、冷、热的感觉。土运太过 – 热燥体质的人的总体特征主要表现为津液相对不足。这类体质的人通常容易感到热，并且有明显的干燥症状。在季节交替时，特别是秋冬季节，容易出现皮肤干燥、口鼻干燥等症状。

【身体表现】

(1) 肾系：①湿热下注导致小便黄、热，严重有泌尿系感染，痔疮。②女性月经量偏少，严重时患肌瘤囊肿疾病。③男性易有前列腺问题。④筋骨僵硬感。⑤耳鸣。

(2) 脾系：①四肢温度不稳定，容易突然手脚冰凉或热。②胃酸过多、胃胀、胃脘嘈杂，严重时有胃灼热感、大便容易偏干，甚至出现便秘。③肌肉容易僵硬，如肩颈僵硬感。

(3) 肝系：①肝火旺盛，易怒、烦躁、失眠等。②目赤肿痛，眼睛干涩、发红、疼痛等。③口苦口干。④胁肋胀痛。⑤眩晕耳鸣。

## 第6章 基于个人运气禀赋的健康管理

【饮食建议】

增加清淡食物的摄入，如绿叶蔬菜、水果。多食用具有滋阴润燥作用的食物，如蜂蜜、芝麻、银耳、百合等以缓解燥热带来的不适感。适量摄入寒凉性食物，如绿豆、西瓜、哈密瓜、苦瓜、海鲜、猪、鸭，有助于平衡体内的热气。但需注意，寒凉性食物不宜过量食用，以免损伤脾胃。避免油腻和辛辣食物，如炸鸡、辣椒、生姜等，这些食物可能会加重燥热体质的症状，影响身体健康。尽量多吃平性清润食物，如山药、秋葵、莲藕、蜂蜜、银耳。

(1) 调经补肾食疗方：黑木耳红枣当归汤

材料：黑木耳100g，红枣（去核）10枚，当归10g，蜂蜜适量（或根据月经不调情况使用红糖代替）。

做法：①黑木耳提前泡发，将打碎的黑木耳、红枣和当归一同放入锅中，加入足量清水。②大火煮沸后转小火，煮1~2个小时，直到汤汁变黏稠。③煮完后，将汤汁放凉至适宜温度，根据个人口味加入蜂蜜或红糖调味。

针对月经不调的情况，可以将蜂蜜改为红糖，以增强调经效果。此外，对于月经问题、痔疮、便秘等症状，还可以配合当归和玫瑰花一起煮水饮用。

功效：滋阴养肾，舒筋活血。

(2) 养胃食疗方：温脾养胃五宝粥

材料：小米200g，山药100g，莲子50g，茯苓30g，红枣（去核）10枚，生姜3片。

做法：①将以上材料清洗干净。山药去皮，切成小块；莲子可提前浸泡1~2个小时以助软化。②将所有材料（除生姜外）放入锅中，加入足量清水。③大火煮沸后转小火，煮40~50分钟，期间不时搅拌以防止黏锅底。④在最后10分钟加入生姜片，继续煮至粥成，根据个人口味可适量加入冰糖或蜂蜜调味。

功效：健脾和胃，益肾养心，改善脾胃虚弱、缓解大便干燥、肌肉僵硬等症状。

(3) 清肝明目代茶饮：菊花枸杞决明茶

材料：菊花 10g，枸杞 10g，决明子 10g。

做法：①将以上材料一同放入杯中。②加入沸水冲泡，闷 5～10 分钟后饮用。

功效：清肝明目，缓解肝火旺盛，改善热燥体质在肝系方面的不适。

【运动建议】

土运太过－燥热体质，精力较充沛，可根据自己的喜好选择运动类型，不过要避免暴汗的高强度运动，如拳击、HIIT、散打、武术。由于土运太过－燥热体质的人津液较不足，故需注意汗出程度，过度汗出会让身体津液耗散过度，身体越来越干燥。日常可以选择游泳、散步、快走、瑜伽、普拉提等运动，保证运动的强度，且不会过度汗出。燥热体质的人在运动时应注意控制运动强度和时间，避免过度运动导致身体过度疲劳。一般来说，每次运动时间控制在 30～60 分钟，以不感到过度疲劳为宜。由于燥热体质的人在运动中容易汗出，所以建议及时补充水分和营养，以维持身体的正常代谢和功能。可以选择喝一些淡盐水、绿豆汤等具有清热解暑作用的饮品。对燥热体质的人来说，高温环境可能会加重身体的不适感。因此，在选择运动场地和时间时，应尽量避免在高温、高湿度的环境下进行运动。

选择运动强度应把握几个原则：①运动完是否产生极度疲劳感，如果有表示运动过程中耗气过度。②运动完是否出现大量流汗、口干渴，如果有表示耗津液过度。③运动后身体出的汗是否有异味，如果有表示身体的精微物质被带了出来，身体气和津液耗损过度。

【情绪调理】

土运太过－燥热体质容易行为急躁，不妨练习冥想或静坐，让自己的心绪平静下来。深呼吸也是不错的方法，每天早晚坐在床上，集中精神，深吸一口气，然后慢慢吐气，反复练习，逐渐拉长吐气的时间。每天坚持冥想或者深呼吸，会令情绪有效得到舒缓。如果发现有反复性思虑一件事产生内耗的习惯，最好多练习静坐或是观察呼吸等静心方式，以免气血耗损过度。也可以利用芳香精油来呼吸调理，如薄荷精油配合橙花精油可以调整情绪，疏肝理气。若出现脾胃问题可以使用陈皮（甜橙精油）配合茉莉精油来缓解肠胃不适感。

【生活建议】

土运太过-燥热体质，阴分力量较弱，可以利用穴位进行充养，对太溪、照海、三阴交等进行按摩，或泡脚按压穴位；如果出现脾胃失调，可选择足三里、天枢，或揉腹法来进行调理。每穴按摩1~3分钟，每天1~2次，长期坚持可很好的改善症状。除了按摩，还可以多泡脚、泡澡，来增加水液，原则上不宜太久，20~30分钟即可，水温不宜太烫，38±2℃即可。

居住环境要保持通风，在干燥的季节或环境中，使用加湿器可以增加室内湿度，缓解皮肤干燥和口鼻不适，使用透气性好的棉质床单和枕套，避免使用合成材料，以减少夜间汗出和不适感。日常尽量减少在炎热天气下的户外活动时间，或选择在清晨和傍晚进行。

戒烟限酒。烟草和酒精都可能加重燥热体质的症状，因此应尽量戒烟限酒。

**3. 土运太过-寒湿体质**

甲辰、甲戌，属相分别为龙、狗，如出生年份为1934年、1964年、1994年、2024年，运气体质为土运太过-寒湿体质。

寒湿体质在自然界就像冬季里的下雨天，在身体内部有湿冷的感觉，整体水液代谢较慢，形体容易发胖和浮肿。"土"太过，则湿气流行，遇寒湿则"湿"上加"湿"，所以土运太过-寒湿体质的人容易出现壅滞的感觉或因此导致疾病。

【身体表现】

(1) 肾系：①易出现头胀痛、头晕沉重感。②耳鸣或耳朵蒙罩感。③身体沉重易水肿，女性容易痛经，严重时患肌瘤囊肿，男性易前列腺肥大，腰膝酸软。

(2) 脾系：①胃凉胃痛，大便不成形。②肌肉多易萎软无力，四肢偏凉。③下颏区域易有痤疮、暗沉。④肥胖或血脂高。

(3) 肝系：①肝血不足，表现为头晕、眼花、视物模糊、肢体麻木或抽筋等症状。②肝气横逆，表现为易怒、烦躁、口苦、头痛等症状。③肝胆湿热，出现胁肋灼痛、腹胀厌食、口苦泛恶等症状。④脂肪肝倾向。

【饮食建议】

增加温热性食物的摄入，生姜、辣椒、胡椒、韭菜、蒜、牛肉、羊肉等，同时应多吃健脾祛湿的食物，如山药、薏苡仁、芡实、红豆、冬瓜，这些食物既能健脾，又能祛湿。

土运太过-寒湿体质的人一不留神就容易转变为湿热体质，饮食原则上要以祛湿食材为主，可以选择红豆、莲子、炒薏苡仁、麦芽、车前子、绿茶等祛湿食物。这类体质会有偏寒或偏热两个类型，所以在使用祛湿食材时要分清食材性味，如果身体属于寒湿可以多喝陈皮玉米须茶，如果身体偏湿热则可以喝些红豆薏苡仁水。

(1) 益肾固精食疗方：芡实茯苓山药粥

材料：芡实 30g，茯苓 20g，山药 100g，粳米 100g，红枣（去核）10 枚，生姜 3 片。

做法：①将以上材料清洗干净。山药去皮，切成小块；茯苓可提前浸泡 1～2 小时以助软化。②将所有材料（除生姜外）放入锅中，加入足量清水。③大火煮沸后转小火，煮 40～50 分钟，期间不时搅拌以防止黏锅底。④在最后 10 分钟加入生姜片，继续煮至粥成，根据个人口味可适量加入冰糖或红糖调味。

功效：益肾固精，健脾利湿，温中散寒。

(2) 四肢不温食疗方：生姜红枣汤

材料：生姜 3～5 片，红枣 10 枚，红糖适量（可根据口味调整），水适量。

做法：①将生姜洗净切片，红枣去核洗净。②将生姜、红枣放入砂锅中，加入适量清水。③大火烧开后转小火，煮 20～30 分钟。加入红糖搅拌均匀，煮至红糖完全融化即可。

生姜具有温中散寒、回阳通脉的功效，红枣能补中益气、养血安神，红糖则能暖胃缓肝、活血化瘀。这款食疗方适合四肢不温、体寒的人群食用。

(3) 祛湿降脂代茶饮：陈皮普洱茶

材料：陈皮 5g，普洱茶 5g，开水适量。

做法：①将陈皮和普洱茶放入茶杯中。②冲入开水，浸泡 3～5 分钟后即可饮用。

功效：这款代茶饮适合四肢不温、湿气重的人群饮用，既能温阳化湿，又能促进消化、降低血脂水平。

【运动建议】

土运太过-寒湿体质适合适度汗出的运动，可以选择一些中低度运动，如快走结合小重量的肌肉锻炼。快走是一种有氧运动，可以提高心率和呼吸频率，促进血液循环和新陈代谢。对寒湿体质的人来说，适度的快走有助于温暖身体，排出湿气。结合小重量的肌肉锻炼，如使用哑铃进行简单的上肢锻炼或使用弹力带进行下肢锻炼，可以增加肌肉量，提高基础代谢率，进一步促进体内湿气的排出。

对年纪较大或体质较弱的人来说，每天早晚揉腹100次是一种简单易行的养生方法。揉腹可以促进肠胃蠕动，改善消化功能，有助于排出体内的湿气和废物。同时，揉腹还可以刺激腹部的穴位和经络，起到温阳散寒、活血化瘀的作用。

【情绪调理】

土运太过-寒湿体质，容易有固执、不太容易改变的特性。日久会让身心有凝固感，按摩是很好的调节方式，平常可以多按丰隆、足三里、阴陵泉、天枢、中脘等帮助身体运化，避免寒湿聚集。通过抚触也会增加身体对外界的感知力量。还可以经常进行冥想与呼吸练习，帮助放松身心，减轻压力和焦虑。通过绘画、写作、舞蹈等艺术形式来表达情感，可以帮助释放内心的固执和紧绷感。增加与亲朋好友的社交互动，分享感受和体验，可以减轻孤独感，增加情感支持。多接触自然环境，如在公园、海边或山区散步，可以舒缓心情，减轻身心的凝固感。适量的运动不仅有助于身体健康，还能促进内啡肽等愉悦激素的释放，提升情绪状态。

【生活建议】

生活上要注意避寒、湿，保持居住环境的通风干燥，避免长时间处于潮湿环境中。定期晾晒被褥和衣物，以去除湿气。使用除湿机或空调除湿，调整环境的湿度和温度有助于身体循环。寒气部分要避免出风口直吹，避免寒邪直中。驾驶座脚边的空调口，睡床附近的空调或门窗，尽量都要离远一点。

定期进行中医调理，如拔罐、艾灸、刮痧，有助于祛除体内寒湿。养成每天或定时泡脚的习惯，有助于祛寒湿，泡脚水中可加入生姜粉、艾叶等温阳散寒的材料以帮助气血循环。

### （五）金运不及（出生年份尾数为5）

出生年份尾数为5，如1965年、1975年、1985年、1995年、2005年等，其天干为乙，岁运金运不及。

**1. 金运不及－风火体质**

乙巳、乙亥，属相分别为蛇、猪，出生年份为1935年、1965年、1995年、2025年等，运气体质为金运不及－风火体质。

金运不及－风火体质特性可以理解为风风火火，具有快速、发热特质，在人身上具体表现为想法快、说话快、执行快，但容易过度内耗。"金"弱则"火"强，"金"弱则"木"侮，所以金运不及－风火体质在身体上表现为阳性能量较强，体内水分、血液易损耗，容易出现阵发性不通畅的感觉，或因此引发相关疾病。

【身体表现】

(1) 肺系：①鼻塞、鼻黏膜出血，喉咙干燥容易有慢性咽炎、气喘，易有过敏反应。②大便偏干，严重时会痔疮便血。③皮肤易干燥发红或有过敏反应。

(2) 心系：①易出现不良情绪，有焦急感。②睡眠浅易多梦，血压偏高。③小便易发黄，味道重，严重者有泌尿系统感染。

(3) 肝系：①眼睛易干痒、迎风流泪。②肢体易有抽筋感，血压偏高，头晕头痛。③易患肝胆疾病，如胆囊炎。

【饮食建议】

金运不及－风火体质，需禁食辛辣刺激食物，如辣椒、胡椒，饮食应以清淡食物为主，少吃炸鸡、烧烤、火锅、羊肉这类易"上火"的食物。平时可以多喝蜂蜜水、菊花茶或茉莉绿茶，酸梅汤也是不错的选择，有助于生津祛火。

增加白色食物的摄入，例如，白萝卜、白菜、银耳、百合，既清淡，又具有滋阴润肺的功效。适量摄入酸味食物，如柠檬、乌梅、猕猴桃、山楂，能够生津止渴，对缓解风火体质导致的口干舌燥，以及呼吸系统和皮肤过敏有一定帮助。

(1) 清热凉血代茶饮

材料：槐花 10g，薄荷 6g，乌梅 2 颗。

做法：①将以上材料清洗干净。②将所有材料放入砂锅中，加入适量的清水。③置于火上，用大火煮沸后转小火，继续煎煮 15 分钟。④煎好后，用纱布或细网过滤药渣，留下清澈的茶汤。稍凉后即可饮用。

功效：适用于痔疮便血者，尤其适用于因热邪引起的便血症状。

(2) 清心安神食疗方：百合莲子粥

材料：百合 20g，莲子 30g，大米 100g。

做法：①将以上材料清洗干净，莲子可提前浸泡以助软化。②将所有材料放入锅中，加入适量的清水。③大火煮沸后转小火，煮至粥成，期间不时搅拌以防止黏锅底。可根据个人口味加入适量的冰糖调味。

功效：补中益气，改善不良情绪和焦虑感及睡眠浅易多梦。

(3) 滋阴疏风明目代茶饮：百合双花茱萸茶

食材：百合 10g，金银花 3g，山茱萸 3g。

做法：①将以上材料一同放入茶杯中。②加入沸水冲泡，然后盖上茶杯盖闷 5~10 分钟，使药材充分浸泡出味。③茶饮可反复冲泡 2~3 次，直至味道变淡。

功效：适合眼睛易干痒、迎风流泪的人群饮用。长期坚持饮用，可以辅助改善眼部不适，提升眼睛健康水平。

【运动建议】

金运不及造成肺气不足，平日生活要注意防风保暖避免受凉。可以多练习深呼吸及有氧运动，如爬山。此外，还可多吸收氧离子以增加肺气，加快代谢掉身体里的"风火能量"，要保持适当的运动习惯。无论什么形式的运动，哪怕是在看电视的时候动动手臂、拉伸一下筋骨，或是饭后散步，都是不错的选择。形式不是关键，坚持才是重点，只要动起来体内的热邪自然会疏散。

如果是有运动习惯的金运不及－风火体质者，建议增加一些扩胸的动作，结合呼吸法，可有效锻炼肺部。如瑜伽的战士第二式，可直接锻炼手太阴肺经、手少阴心经及足厥阴肝经。

【情绪调理】

金运不及 – 风火体质者，情绪上易有起伏，不要忽视生气等情绪对身体的伤害，除了睡好觉，日常要多放松情绪，不要生闷气。可以练习冥想，专注呼吸、感受身体的每一个细微动作，让自己的思绪逐渐平静下来，缓解精神紧张感。

可以选择一些含有玫瑰、柑橘、雪松、薰衣草、洋甘菊等镇静作用的香薰精油产品，这些精油可以通过嗅觉神经传达至大脑舒缓"风风火火"，达到放松身心的效果。

【生活建议】

由于肺气不足，身体对外界的防御能力相对较弱，因此特别需要注意防风保暖，避免受凉感冒。在季节交替或天气变化时，要及时增减衣物，保护好颈部、胸部和脚部等容易受凉的部位，保持室内空气流通，避免长时间处于封闭、拥挤的环境中。定期开窗通风，有助于减少空气中的病菌和污染物。

在紧张的工作或学习之余，可以进行一些简单的身体按摩，如头部按摩、肩颈按摩。这些按摩可以帮助缓解肌肉紧张，促进血液循环，从而达到放松身心的目的。针对肺、大肠问题，可练习刷肺经或是干擦背，从而强化肺气和呼吸道。针对心、小肠问题，可多练习刷心经、按揉极泉，起到清心安神让情绪稳定的目的。针对肝、胆系统问题，可多拍打胁肋部和腿的内外侧，疏通肝胆经避免气机郁滞。

**2. 金运不及 – 燥热体质**

乙卯、乙酉，属相分别为兔、鸡，出生年份为 1945 年、1975 年、2005 年、2035 年等，运气体质为金运不及 – 燥热体质。

燥热体质在自然界就像撒哈拉大沙漠，易热、易冷、干燥。金运不及的人本身也容易燥，所以这种体质的人容易受到燥邪的影响，出现皮肤干燥、瘙痒等症状，也容易出现呼吸道疾病，如咳嗽、气喘。体形可能偏瘦，情绪方面可能容易出现烦躁、易怒等。在人体中表现为体内津液不足，容易干燥、干涩。

## 第6章 基于个人运气禀赋的健康管理

【身体表现】

(1) 肺系：①鼻塞、鼻黏膜出血，喉咙干燥容易患慢性咽炎。②易有过敏反应，严重时会有气喘。③大便偏干或腹泻；皮肤容易干燥脱屑。

(2) 心系：①易出现不良情绪，有焦虑感。②睡眠差易多梦，血压容易偏高。③小便易发黄，味道重，严重者有泌尿系统感染。

(3) 肝系：①眼睛易干痒、迎风流泪。②肢体容易有抽筋感或游走性疼痛僵硬。③四肢温度不稳定，血压偏高。④易患胆结石等胆囊疾病。

【饮食建议】

金运不及－燥热体质的人在饮食上应遵循清淡、滋阴、润燥的原则，以清淡食物为主，避免油腻、重口味的食物。可以多吃蔬菜、水果、瘦肉、鱼类等，以保持身体平衡。适量增加凉性或寒性食物的摄入，如绿豆、冬瓜、西瓜、黄瓜。适量摄入滋阴润燥的食物，如蜂蜜、芝麻、银耳、百合，有助于改善燥热体质引起的皮肤干燥、便秘等问题。

由于燥热体质容易习惯性进食偏凉性食物，《内经》言：形寒饮冷则伤肺，吃得太寒凉会让肺气更加虚弱。所以要避免太寒凉食物，可多吃白色、清润食物，如百合、莲藕、银耳、白萝卜、海蜇。

(1) 鼻咽、皮肤干燥问题食疗方：银耳双花羹

材料：银耳1朵，桂花、玫瑰花各少许，蜂蜜适量。

做法：①将银耳洗净，切碎。②将切碎的银耳与玫瑰花一同放入锅中，加水适量，煮熟。③煮熟后，加入桂花和蜂蜜，搅拌均匀即可食用。

功效：滋润鼻咽，养颜美容，清热解毒，润肠通便。

(2) 补血安睡食疗方：双仁远志百合汤

材料：酸枣仁10g，益智仁10g，远志6g，百合10g，猪脑1付。

做法：①将酸枣仁、益智仁、远志、百合用清水洗净，稍微浸泡片刻，以便更好地发挥其药效。②将猪脑去除筋膜，洗净备用。③将所有材料放入炖盅内，加入适量的清水，水量以没过材料为宜。然后盖上盖子，将炖盅放入锅中，隔水炖煮。先用大火煮沸，然后转小火慢慢炖煮1~2小时，直到材料炖烂，猪脑熟透。④炖煮完成后，根据个人口味加入适量的食盐调味即可。

功效：养阴润肺，清心安神。适用于睡眠多梦易醒、心血不足、记

忆力减退等人群食用。特别是对学习、工作压力大的人群，有很好的调理作用。

(3) 清肝润燥食疗方：杞菊明目养肝汤

配方：菊花 10g，枸杞 15g，决明子 10g，桑叶 10g，猪肝（或鸡肝）100g，生姜 3 片。

做法：①将菊花、枸杞、决明子、桑叶用清水洗净，稍微浸泡。②将猪肝切片，用料酒、生抽腌制 10 分钟，然后洗净备用。③将所有材料（除猪肝外）放入砂锅内，加入适量的清水，大火煮沸后转小火煮 30 分钟。接着加入猪肝，继续煮沸至猪肝熟透。④根据个人口味加入适量的食盐和胡椒粉调味即可。

功效：清肝、润燥、养血、利胆。

【运动建议】

金运不及 – 燥热体质因阴液不足，故不适合进行暴汗的运动，可选择一些慢运动，如瑜伽、散步。运动时间不要过晚，太晚运动会影响睡眠质量，如果是下班后运动，最好晚上八点前结束。运动后要注意擦干身体，皮肤有汗水时就容易产生湿气蕴结在肌肤上，诱发过敏或鸡皮肤等。

【情绪调理】

金运不及 – 燥热体质的人，往往更容易出现情绪波动、烦躁不安等症状。保持冷静与耐心，通过深呼吸、冥想等方法来平复情绪，避免冲动行为。要多与他人沟通交流，不要孤立自己，与家人、朋友或专业人士分享自己的感受和困惑。他们可以提供支持、理解和建议，帮助更好地应对情绪问题。可以在家中放置一些绿色植物或播放轻柔的音乐，营造宜人的氛围。保持居住环境的整洁、舒适和安静，有助于缓解燥热体质带来的不适感。

易出现悲伤、悲观的想法，如果因情绪影响而出现呼吸道症状时可以按压列缺、合谷、尺泽来补肺气。有睡眠问题可按摩太阳、内关，以及搓涌泉，每天每穴按压 3~5 分钟，长期失眠者坚持 1 个月睡眠会逐渐改善。

【生活建议】

熬夜晚睡对金运不及 – 燥热体质者的损伤比其他体质都大，所以好好睡觉就是最好的养生方式。如果经常失眠睡不着，可以练习深呼吸、冥想或吃点酸甜味的食物，有助于入睡。若有出血状态者，平时避开辣椒、胡椒、孜然等辛辣刺激性食物，炸物烧烤尽量少吃，可喝冰糖梨汤或椰子水、甘蔗汁退热。选择透气性好、宽松舒适的衣物，避免过于紧身或厚重的衣物，以利于汗液蒸发和身体散热。外出时应做好防晒措施，避免长时间暴露在阳光下，加重皮肤干燥和瘙痒症状。

**3. 金运不及 – 寒湿体质**

乙丑、乙未，属相分别为牛、羊，出生年份为1925年、1955年、1985年、2015年等，运气体质为金运不及 – 寒湿体质。

寒湿体质就像自然界冬季里的下雨天，在身体内部有湿冷的感觉，整体水液代谢较慢，形体容易发胖和浮肿。"金"太弱，则火旺、木侮，遇寒湿质则容易形成湿热或是寒湿，所以金运不及 – 寒湿体质的人容易出现壅滞、紧滞的感觉或相关疾病。如腰脊、下肢僵硬，活动不利、水肿，下腹有坠胀感，胸闷憋气，便秘或大便黏腻、排不净状态，情绪悲观、不易开心。

【身体表现】

(1) 肺系：①鼻塞、流鼻涕，喉咙有痰，易气喘，患支气管炎。②容易出现胸闷、气短的感觉。③大便不成形，严重时还会有肛门下坠感。④皮肤易水肿，出现湿疹。

(2) 心系：①易疲劳，易乏力，睡眠多还易困。②血液循环可能较差，容易出现手脚冰冷的现象。③可能有记忆力减退、注意力不集中等问题。

(3) 肝系：①眼睛分泌物多。②易患脂肪肝等肝胆疾病。③女性易患痛经、肌瘤疾病，男性易患前列腺增生肥大。④容易感到烦躁或情绪低落。⑤肢体易有沉重感，易头晕头沉重。

【饮食建议】

金运不及 – 寒湿体质的人应多吃温性食物，如生姜、大葱、蒜、韭菜、胡椒、羊肉、牛肉，温阳散寒，改善寒湿体质。但由于该体质的人易习惯性进食偏燥热性食物，所以在日常生活中需注意少吃肥甘厚腻食物，如巧克力、肥肉。饮食要注意除湿和清热，可以多食用莲子、莲藕、炒麦芽、薏苡仁、红豆、金银花、菊花等。如果有上火症状，饮品中可加金银花。

(1) 通鼻宣肺食疗方：桂枝薄荷红茶饮

材料：桂枝6g，薄荷3g，红茶1小把。

做法：①将以上材料一同放入茶壶或杯中。②倒入适量的开水，浸泡片刻，待茶水冷却至适宜饮用的温度后，即可饮用。

在鼻塞时，可先用此茶水熏蒸鼻子5～10分钟，以帮助解决鼻塞及呼吸道问题。然后再饮用此茶，以增强效果。

功效：温通散寒、疏散风热和提神醒脑等多重功效，改善鼻塞和呼吸道问题。

(2) 益智暖心代茶饮：益智红参暖心茶

材料：桂圆肉10g，枸杞10g，红参片3g（或党参6g），红茶3g。

做法：①将桂圆肉、枸杞、红参片（或党参）用清水洗净，与红茶一同放入茶壶中。②倒入适量开水，盖上盖子闷泡5分钟。

功效：益智养心，补气养血。

(3) 降脂食疗方：生姜冬瓜汤

材料：生姜50g，冬瓜300g，盐适量。

做法：两者洗净切块后一同炖煮至冬瓜熟烂即可食用。

功效：适用于血脂过高、肥胖者。

【运动建议】

金运不及－寒湿体质适合慢跑、快走等有氧运动，增强肺部代谢，促进排毒。尽量不要选择爆发性运动，如拳击、散打。运动后要多拉筋锻炼，从而使全身气血畅通。如果体重基数大，平时可以多晒太阳，在太阳下做拉筋运动可以快速增加气血循环。除了运动，还可练习一些养生功法，如太极拳、八段锦、易筋经。尽量选择在阳光充足、空气新鲜的环境下进行运动，避免在阴冷、潮湿的环境中锻炼。此外，运动时间也不宜过早或过晚，以免受到寒气的侵袭。如果时间不允许，平常多按摩有除湿功效的穴位，如列缺、尺泽、足三里、阴陵泉，或是多揉腹，均可协助肺气运行。

【情绪调理】

金运不及－寒湿体质者性格稳重，有时不愿意吐露内心，但如果一直压抑情绪就会感到莫名的低落、失望、悲伤，并逐渐加重。学习去表述内心真实感受很重要，如果没有倾诉对象，可以尝试用写日记、绘画、唱歌、跳舞等方式，以表达和释放内心的情感。参与感兴趣的活动和爱好可以转移注意力，减轻负面情绪的影响，阅读、园艺、手工艺等都是不错的选择。同时与家人、朋友或社交团体保持联系，分享自己的感受和经历。他人的理解和支持有助于缓解孤独感和压力，提升情绪状态。

【生活建议】

建议保持居住环境的干燥通风，避免长时间处于阴冷潮湿的环境中。保持空气干燥与通风，有助于避免寒湿气产生影响。使用空调或除湿机调节室内湿度，保持在适宜范围内。平日可以泡脚、泡澡，在这之前可以用干毛巾或是棕毛刷来刷肺经、身体或足部，刷到皮肤微红后再开始浸泡。这样会更有效地增加温阳的循环力量，以排出体内寒湿之气。定期晾晒被褥和衣物，以祛除湿气。

### （六）水运太过（出生年份尾数为 6）

出生年份尾数为 6，如 1966 年、1976 年、1986 年、1996 年、2006 年，其天干为丙，岁运水运太过。

**1. 水运太过 – 风火体质**

丙寅、丙申，属相分别为虎、猴，出生年份为 1926 年、1956 年、1986 年、2016 年等，运气体质为水运太过 – 风火体质。

风火体质可以理解为"风风火火、急急忙忙"，具体表现就是想法快、说话快、执行快，行动力很强，但容易过度内耗。"水"太过，则"心火"不足，所以水运太过 – 风火体质的人容易耗损心气，有胸闷、气短、头昏眼花的症状，严重时会导致心脏疾病。

【身体表现】

(1) 心系：①心悸心慌、严重会有心脏疾病，血压不稳定，易低血压。②容易焦虑，思虑过多，睡眠浅容易多梦。③口舌生疮。④四肢末端容易突然偏凉。

(2) 肾系：①耳鸣、眩晕头痛。②筋骨紧张僵硬、抽动以上半身为主。③泌尿系统易有炎症，女性会出现月经突然减少。

(3) 脾系：①消化不良、腹胀腹泻。②水肿。③瘙痒，湿疹。

【饮食建议】

水运太过－风火体质的人，容易有身体发热、上火、眩晕的状态，尽量少吃炸物、烧烤、羊肉等易上火引起内风的食物。平时多吃清热食物，葡萄、桑椹、蔓越莓、蓝莓、哈密瓜等水果，可煮些苹果雪梨茶饮用。平时也可多吃补血食物，如菠菜、西蓝花、黑芝麻、牛羊肉。

(1) 养心通窍补肾食疗方：黄精桂圆天麻茶

材料：黄精10g，桂圆6g，天麻3g。

做法：①将以上材料一同放入煮水壶中。②加入适量的清水，煮沸后转小火煮约15分钟，待药材充分泡开、茶香溢出后即可饮用。

功效：养血通窍，补肾养心。有助于缓解耳鸣、心悸等症状。特别提醒，糖尿病患者在使用前请咨询医师意见。

(2) 养心补血食疗方：灵芝红枣陈皮乌鸡汤

材料：灵芝6g，红枣5枚，陈皮5g，乌鸡1只或半只，盐适量。

做法：①将灵芝、红枣、陈皮洗净，乌鸡处理干净后切块。②一同放入砂锅中，加入足量清水，大火煮沸后转小火炖煮1~2小时，至鸡肉熟烂，加入适量盐调味即可食用。

功效：补气养心。缓解心悸、心慌症状，对心血不足、体质虚弱的人群有很好的滋补作用。

(3) 健脾燥湿代茶饮：茯苓陈皮茶

材料：茯苓10g，陈皮5g，绿茶3g。

做法：①将茯苓、陈皮洗净，与绿茶一同放入茶壶中。②倒入适量开水，盖上盖子闷泡5分钟。

功效：利湿健脾，理气化湿，清热提神。

【运动建议】

水运太过－风火体质适合有氧和无氧运动相结合。有氧运动可快速散掉体内热气，还可锻炼心肺功能，如跳操、跑步。适量的无氧运动可增加身体的血液代谢，如核心训练、深蹲。尽量不要选择爆发性的运动，如拳击、散打。注意运动后要多拉筋，锻炼的同时还可确保浑身气血畅通。

【情绪调理】

水运太过－风火体质易急躁易怒，可以练习冥想或静坐，让自己的心绪平静下来。养成深呼吸或是腹式呼吸的习惯，有助于让火气下沉，可每天早、晚坐在床上，集中精神，深吸一口气，然后慢慢吐气，反复练习，逐渐拉长吐气的时间。每天坚持10分钟会令情绪得到有效舒缓。

【生活建议】

水运太过－风火体质的人特别要注意养心，不论是脏器的心，还是精神方面。一方面学会调节自己的情绪，保持心情舒畅；另一方面可以根据身体表现，眩晕、耳鸣者，平时多按摩太冲、侠溪、太溪，以达到疏风的效果；心烦易怒者，可按摩太溪、照海等，清热除烦；心脏症状可按摩膻中、内关，日常可按摩内关100次上下进行养心通络。

**2. 水运太过－燥热体质**

丙子、丙午，属相分别为鼠、马，出生年份为1936年、1966年、1996年、2026年等，运气体质为水运太过－燥热体质。

水运太过－燥热体质总体特征表现为体内水湿过盛与热邪相互交织，容易出现口干口苦、小便黄赤、大便干结等燥热表现，同时又可能伴有水肿、身体沉重、容易疲劳等水湿困扰。在情绪上，这类人还容易出现烦躁不安、易怒等情绪波动。此外，由于体内水湿与热邪的相互影响，还可能导致皮肤问题，如湿疹、痤疮。

【身体表现】

(1) 心系：①易心悸心慌、严重时会有心脏疾病。②血压异常，容易焦虑；睡眠浅多梦。③排便异常，时干时稀。④出汗多。⑤容易患有口疮。

(2) 肾系：①耳鸣、眩晕头痛。②筋骨紧张僵硬，以腰膝为主。③泌尿系统易出现炎症，男性易患前列腺增生，女性易月经量突然减少。④腰膝酸软、盗汗、男性遗精等。

(3) 脾系：①水肿。②腹胀腹泻。

【饮食建议】

水运太过－燥热体质的人宜选择清淡、滋润的食物。多摄入新鲜的蔬菜、水果，如苦瓜、黄瓜、西瓜、梨，适量食用具有滋阴作用的食物，如绿豆、百合、银耳。由于燥热体质的人容易习惯性进食偏寒凉性食物，因此要避开寒凉，尽量少吃鱼肉、海鲜和猪肉。因为这些食物在五行中属水，属于生痰湿食物。平时要多吃温润的食物，如莲藕汤、燕窝、海参、桃胶、芦荟。睡眠、精神不好，可在饮食中加入莲子、百合、亚麻仁等，莲藕亚麻籽羹、百合莲子汤都有助于安神。

(1) 高血压食疗方：柠檬马蹄水

材料：新鲜柠檬片若干，马蹄（荸荠）适量。

做法：①将马蹄洗净切片，与柠檬片一同放入杯中。②加入温水浸泡片刻即可饮用。

功效：柠檬具有清热解暑，生津止渴的作用；马蹄能清热利尿。两者结合可帮助清除内热，补充阴液，从而辅助降低血压。

(2) 高血压食疗方：绿豆海带粥

材料：绿豆 50g，海带 30g，大米 100g。

做法：①将绿豆、大米洗净，海带泡发后切段。②将所有材料放入锅中，加适量清水，煮至绿豆烂熟成粥。

功效：绿豆清热解毒，海带软坚散结、利水降压。此粥可作为高血压患者的辅助食疗方。

(3) 低血压食疗方：桂圆当归黄芪炖鸡肉

材料：桂圆 10g，当归 3g，黄芪 10g，鸡肉 200g。

做法：①将鸡肉切块，与桂圆、当归、黄芪一同放入炖盅内。②加适量清水，隔水炖煮 1~2 个小时，加盐调味即可食用。

功效：桂圆补益心脾、养血安神，当归补血活血，黄芪补气升阳，鸡肉温中益气。此方适用于低血压患者食用。

(4) 低血压食疗方：桂圆当归黄芪饮

材料：桂圆 10g，当归 3g，黄芪 10g。

做法：①将桂圆、当归、黄芪洗净后放入锅中。②加适量清水煮沸后转小火煮 15 分钟，去渣取汁饮用。

功效：三味药材煮水饮用具有补气养血、提升血压的作用，适合低血压患者日常饮用。

(5) 利水降脂食疗方：紫菜冬瓜红枣汤

材料：紫菜 20g，冬瓜 200g，红枣 8 枚，盐少许。

做法：①将紫菜用清水泡发，洗净备用；冬瓜去皮、去瓤，洗净后切块；红枣洗净，去核备用。②将冬瓜块和红枣放入锅中，加入足量清水，大火煮沸后转小火煮约 20 分钟，至冬瓜熟软。③加入紫菜，继续煮 5 分钟，最后加入少许盐调味即可食用。

若肥胖问题较严重，建议在日常饮食中增加魔芋、芹菜、西红柿、黄瓜等低热量、高纤维的食物摄入，以增强饱腹感并促进肠道蠕动，帮助减肥降脂。同时，注意控制总热量的摄入，保持饮食均衡。

功效：利尿消肿，补气养血，帮助身体排水、降脂，适合需要减肥或改善水肿的人群食用。

(6) 水肿食疗方：冬瓜皮赤小豆汤

材料：冬瓜皮 30g，赤小豆 50g，冰糖适量。

做法：①冬瓜皮洗净，赤小豆提前浸泡 2 小时。②将冬瓜皮和赤小豆放入锅中，加入足量清水。大火烧开后转小火，煮约 40 分钟，至赤小豆熟软。③根据个人口味加入适量冰糖调味，再煮 5 分钟至冰糖完全融化。④关火后晾至适宜温度，去掉冬瓜皮，即可饮用。

功效：利尿消肿，健脾利湿。这款汤品适合在夏季，或水肿、腹胀腹泻症状明显时饮用。

【运动建议】

水运不及 – 燥热体质的人体内津液不足，宜选择中低强度的有氧运动，如散步、慢跑、瑜伽、太极拳。这些运动可以帮助促进气血流通，同时不会过度消耗体力。不建议进行长期暴汗的运动，如拳击、散打、武术。可选用近水、流汗少的运动，如去水边的快走、跑步、游泳、瑜伽、划船，不仅能化解体内燥热，还能陶冶情操，缓解情绪的纷扰。当然，室内的平和运动，如太极、瑜伽也同样适合。

尽量避免在炎热的中午进行户外运动，以免加重体内的燥热感。可以选择在清晨或傍晚时段进行运动，此时气温相对较低，空气也较为清新。在运动过程中，要及时补充水分，以防脱水。可选择饮用温开水、淡盐水或含有适量电解质的饮料。避免饮用过冷或刺激性的饮料。

【情绪调理】

因为该体质自带"燥热"气,所以情绪易怒,建议练习冥想或听轻音乐放松身体,避免血压升高。如果患有高血压、心脏病,可以养成温水泡脚习惯,每周1～2次即可。如果有心血管系统问题,可以经常用刮痧板在腋窝、肘窝刮痧,直到轻微出痧即可,可以缓解瘀血阻滞,降低心血管疾病发生。

【生活建议】

规律作息。保持充足的睡眠时间,避免熬夜。戒烟限酒。尽量减少烟酒的摄入,以免加重体内的燥热。

由于水运太过,心火易亢容易有心脏症状,如心悸、心慌、失眠或睡眠障碍。平时可按摩内关,每天3～5分钟。若有急性发作,用力按揉极泉,以疼痛为主要刺激度,至少1分钟,有助于缓解心脏紧急问题。

**3. 水运太过-寒湿体质**

丙辰、丙戌,属相分别为龙、狗,出生年份为1946年、1976年、2006年、2036年等,运气体质为水运太过-寒湿体质。

寒湿体质就像自然界冬季里的下雨天,身体内部是湿冷的,由于水液代谢较慢,形体容易发胖和浮肿。"水"遇"湿",则"湿"上加"湿",水运太过-寒湿体质的人普遍身体沉重,特别是腰部和腿部。这是因为体内的寒湿阻碍了气血的流动,导致肌肉僵硬、疲劳和不适。寒湿体质的人对寒冷非常敏感,即使在炎热的天气里也容易感到手脚冰凉。这种体质的人还容易出现关节疼痛、风湿病等症状。体内湿气较重,要加强水液的代谢,俗语"喝水都胖"指的就是这类人。

【身体表现】

(1) 心系:①容易胸闷憋气、严重时会有心脏疾病,容易头沉重不清醒,思虑慢;常有睡不醒、睡不够的感觉。②口周额头易出现粉刺痤疮。③四肢末端容易偏凉。

(2) 肾系:①耳鸣、眩晕头胀。②筋骨紧张沉重、寒凉以腰部以下为主。③泌尿系统需要预防结石,男性前列腺肥大,女性痛经,需预防肌瘤囊肿。④容易肥胖。

(3) 脾系:①脘腹胀满、消化不良。②四肢疼痛,以冷痛为主。③大便黏滞及女性白带增多。④容易肥胖。

【饮食建议】

水运太过-寒湿体质的人因过于寒凉易生长赘生物、肿瘤，所以饮食上除了要避开寒凉食物，还要尽量食用高于体温的食物，如温热水、姜茶。少吃甜腻食物，零食、巧克力、牛奶。平时早晨可以嚼服嫩姜1片，或是喝佛手丁香茶来调节身体气机。

(1) 温中化湿食疗方：茯苓红枣茶

材料：茯苓15g，红枣5枚，红糖适量。

做法：①将茯苓和红枣洗净，放入锅中，加适量清水。②煮沸后转小火煮20分钟，至红枣熟烂，茯苓煮透。③加入适量红糖调味，即可饮用。

功效：健脾宁心，改善水肿和胸闷憋气等症状。补气养血，温中散寒、活血化瘀，有助于缓解四肢末端偏凉的症状。

(2) 温肾利湿食疗方：黑豆枸杞汤

材料：黑豆50g，枸杞10g，生姜3片，红枣5枚。

做法：①黑豆提前浸泡4~6个小时，以便煮熟。②将浸泡好的黑豆、枸杞、生姜和红枣一同放入锅中，加入足量清水。③大火烧开后转小火，慢煮1个小时左右，直到黑豆煮烂，汤汁变浓。④根据个人口味可适量加入红糖调味。

功效：补肾益精，活血利水。能够改善肾虚引起的耳鸣、眩晕等症状，还可明目润肺，温中散寒，补气养血，有助于改善寒湿体质。

(3) 温中散寒食疗方

材料：高良姜6g，白芷6g，茯苓10g，红糖适量。

做法：上三味煮水15分钟加入红糖调味即可饮用。

功效：高良姜温中止痛，散肠胃寒湿；白芷通经利窍，治疗痛经；茯苓健脾利湿。三味药物起到温中散寒、祛湿止痛之效，可解决女性月经不调。

【运动建议】

水运太过-寒湿体质者大多不爱活动，更易气结气凝，应尽量保持运动习惯，任何运动都可以，但游泳等涉水运动除外。如果工作太忙，或不喜欢运动，可以多散步，每天活动30分钟可以让气血流动起来，才不易生病。平时可以做拍手功，或是沿着四肢内侧进行敲打，可以让心肾两经畅通运行。拍手功法步骤：手心→手背→虎口→手小鱼际侧位→十指指间→手掌根→手臂内侧（见文前彩图10）。每个位置各100次。

【情绪调理】

水运太过-寒湿体质者大多情绪稳定内向，不喜表达。喜欢思考，情绪偏于内敛，但过度思考就易焦虑。如果不能把握当下，就容易被情绪影响。与家人、朋友或同事多交流，分享心情和经历。参加社交活动可以转移注意力，减轻心理压力，并获得情感支持。

当发现自己情绪不稳定时，先大步快走并配合甩手和吐气。持续5～10次有助于换回好心情。此外，建议多做冥想或深呼吸练习，有助于放松身心，减轻紧张和焦虑感。通过调节呼吸节奏，可以平复情绪波动，恢复内心的平静。

【生活建议】

水运太过-寒湿体质者带"寒""湿"气，生活上相对要注意防风防寒。根据天气变化及时增减衣物，特别要注意保护腰部、腹部、脚部和关节等容易受凉的部位。选择透气性好、保暖性能佳的衣物材料，如棉质、羊毛等，避免穿着过于紧身或暴露的衣物，以免影响血液循环和加重寒湿症状。

居住环境应保持室内通风干燥，避免长时间处于潮湿环境。使用除湿器或开启空调除湿功能，降低室内湿度。定期晾晒被褥和衣物，以祛除湿气。避免在阴冷潮湿的地方久坐或久卧。

养成艾灸、泡脚、泡温泉、汗蒸习惯。泡脚时结合揉阴陵泉、三阴交、丰隆等，也可达到祛湿的目的。

（七）木运不及（出生年份尾数为7）

出生年份尾数对应为7，如1967年、1977年、1987年、1997年、2007年，天干为丁，岁运木运不及。

**1. 木运不及-风火体质**

丁巳、丁亥，属相分别为蛇、猪，出生年份为1947年、1977年、

2007年、2037年等，运气体质为木运不及 – 风火体质。

木运不及 – 风火体质的人通常面色青白无光，皮肤干燥，口唇色淡，指甲苍白，头发干枯，眼睛干涩。这类人容易疲劳、乏力，耐力较差，容易感冒咳嗽或过敏。此外，情绪波动较大，容易烦躁不安，焦虑抑郁。疾病上的特点以"阵发""突发"为特点，如突然的偏头痛。

【身体表现】

(1) 肝系：①眼睛红痒，严重时有迎风流泪症状。②头痛、眩晕感。③筋骨拘谨以上半身为主要表现症状，如肩颈僵硬疼痛、颈椎病、肩周炎、网球肘。④预防胆囊息肉。

(2) 肺系：①流涕、鼻咽痒，患咽炎鼻炎，严重时会有鼻出血、过敏，局部出现红血丝。②皮肤瘙痒、易过敏发红。③肠鸣音多、易排气、大便干燥。

(3) 脾胃系统：①呃逆、胃胀、有食欲但消化慢。②四肢肌肉抽动、轻微抽筋。③易因情绪而影响到消化道，如生气后胃痛，紧张时欲排便。

【饮食建议】

适当摄入酸味食物，如山楂、柠檬、醋，有助于养肝柔肝，缓解肝火过旺的症状。同时，酸味食物还能促进消化液的分泌，改善消化功能。多吃绿色蔬菜，有助于清热解毒、平肝降火。建议多吃菠菜、芹菜、苦瓜等绿色蔬菜。

适量摄入滋阴食物如银耳、百合、枸杞，有助于平衡体内阴阳。避免辣椒、生姜、大蒜等辛辣刺激性食物，以免加重体内的风火症状。避免喝咖啡、浓茶等刺激性饮料，这些饮料可能会刺激神经系统，加重失眠、焦虑等症状。保持饮食清淡，避免油腻、重口味的食物。同时，注意适量饮食，避免暴饮暴食，以免损伤脾胃功能。

木运不及 – 风火体质，易因情绪不佳而摄入过多，平时要多注意进食量，如果感觉很饿，可选择魔芋代餐。口味适宜酸甜或味苦，这样的食材可以很好地帮助收摄气机。身体有瘙痒感时多吃酸甜味食物，如荆芥柠檬茶，薄荷奇亚籽，以保护皮肤。

(1) 清肝明目代茶饮：桑菊枸杞茶

材料：桑叶 5g，菊花 5g，枸杞 10g。

做法：①将桑叶、菊花和枸杞放入杯中。②加入沸水冲泡，闷5分钟后饮用。

功效：疏散风热，清肝明目。缓解眼睛红痒、迎风流泪、头痛眩晕等症状。

(2) 润肺排毒食疗汤：雪梨百合枸杞汤

材料：雪梨1个，百合10g，枸杞5g。

做法：①将雪梨去皮切块，与百合、枸杞一同放入锅中。②加水适量煮至梨熟软，加适量冰糖调味后食用。

功效：雪梨润肺清热，百合养阴润肺，枸杞滋补肝肾。三者结合可辅助缓解肺燥引起的鼻出血、红血丝等症状，并有助于排毒养颜。

(3) 理气消食代茶饮：陈皮山楂茶

材料：陈皮5g，山楂10g。

做法：①将陈皮和山楂放入杯中。②加入沸水冲泡，闷5分钟后饮用。

功效：陈皮理气健脾，山楂消食化积。可缓解呃逆、胃胀、消化不良等症状。

【运动建议】

木运不及-风火体质适合有氧运动和无氧运动结合。由于风火体质的人容易烦躁、焦虑，建议选择柔和、轻缓的运动方式，如太极拳、八段锦、瑜伽。这些运动不仅有助于调节呼吸、舒缓情绪，还能促进气血流通，改善体质。轻微汗出的有氧运动可散掉体内热气，加速代谢，比如跳操、跑步。适量的无氧运动会增加血液代谢，如核心训练、深蹲、强化肌肉有助于脾胃强健和养血。注意运动后要多拉筋，确保气血畅通，一般建议拉筋时间至少20分钟，每个动作30~60秒。或可多练习瑜伽的拜日式和侧三角式，拜日式有助于全身气血循环，侧三角式可以强化肝胆经、打开胸腔、提升气的循环。

【情绪调理】

木运不及-风火体质的人看起来直爽，是大大咧咧的性格，但实则心思细腻，容易生闷气或是委屈。平时要尽量少委屈自己少生闷气，每天练习静坐10分钟，让自己的心绪平静下来。静坐时将注意力放在呼吸上，专注数息，可单数呼气双数吸气。每天坚持 10 分钟会令情绪得到有效舒缓。除了静坐，风火体质的人还可以通过适量的运动、听轻音乐、阅读等帮助转移注意力，缓解负面情绪的影响。

【生活建议】

木运不及－风火体质由于风性力量强，故容易出现上实下虚等现象，也就是症状多在上半身出现。平时可以多搓涌泉和泡脚来降气补肾，用滋水涵木的方法来补肝肾。如睡前以手掌心搓对侧的脚掌心涌泉八十一下。力量以均衡、柔缓为主。建议泡脚时间为每天 17—19 点，此为肾经循行时刻，用温热水浸泡至小腿一半，起到降气清热之效。

平时容易情绪烦闷的加玫瑰花 15g 或玫瑰精油 7 滴，以疏肝理气，活血化瘀。

**2. 木运不及－燥热体质**

丁卯、丁酉，属相分别为兔、鸡，出生年份为 1927 年、1957 年、1987 年、2017 年等，运气体质为木运不及－燥热体质。

木运不及，体质偏于燥热。木运不及表示身体的肝胆系统偏弱，体质是燥热质，意思是身体水分、阴分不足。可以想象自己就像撒哈拉沙漠一样缺水，容易忽冷忽热。疾病也容易有"反复""干燥""冷热交替"的特点，如身体热，但四肢凉。

【身体表现】

(1) 肝系：①眼睛干涩发红，严重时可能会有畏光症状。②情绪易焦虑不安，易偏头痛，胸闷，肋骨抽痛感。③预防胆囊结石。④月经不调。

(2) 肺系：①呼吸道干痒、易出血。胸胀感，呼吸浅症状。免疫力较弱，容易感冒。②大便干燥易便秘。③皮肤干燥脱屑，或局部发白、易发炎。

(3) 脾系：①易腹胀、胃脘嘈杂、胃热或胃凉。②身体热但四肢凉，严重时会怕风、怕冷。

【饮食建议】

木运不及－燥热体质者，饮食上要多摄入滋阴清热食物，如百合、莲藕、萝卜。此外，体内燥气较重可以适当食用清热养阴食物，如凉茶、仙草、冰粉、梨。多吃水果，水果中富含丰富的维生素和矿物质，尤其是梨、柿子、荸荠、枇杷等，可以生津止渴，缓解燥热。

平时容易鼻出血或眼睛干涩，可以饮用菊花百合银耳羹，也可以根据个人口味加入适量的绿豆、莲子等清热食材，以辅助调理体质。

(1) 疏肝理气代茶饮：佛手柑薄荷茶

材料：佛手柑 5g，薄荷叶 3g。

做法：将佛手柑和薄荷叶放入杯中，加入沸水冲泡，闷 3 分钟后饮用。

功效：缓解情绪焦虑不安、偏头痛、胸闷、肋骨抽痛等症状。

(2) 清热滋阴食疗方：菊花百合银耳羹

材料：菊花 5g，百合 9g，银耳 1 朵，枸杞 9g，冰糖适量。

做法：①银耳清洗干净撕成小朵，放入锅中加水 1000ml，加入百合、枸杞、冰糖一起熬煮 40 分钟。②起锅时加入菊花，闷 3 分钟即可食用，每天 1～2 碗。

功效：清热滋阴，润肺养颜。

(3) 补脾养血代茶饮：桂圆红枣茶

材料：桂圆 10g，红枣 5 枚。

做法：①将桂圆和红枣放入杯中。②加入沸水冲泡，闷 5 分钟后饮用。

功效：补心脾，益气血，安神。可缓解身体热但四肢凉、怕风怕冷等症状，并有助于改善月经不调。

【运动建议】

木运不及－燥热体质者适合选择温和运动，由于很多燥热体质者容易感到热和烦躁，所以建议选择温和、轻柔的运动方式，如太极拳、瑜伽、普拉提、散步、慢跑、有氧操。这些运动不仅可以调节呼吸、舒缓情绪，还能促进气血流通，有助于改善体质。每次运动到微微汗出，皮肤微红的状态为佳。游泳、玩水等接触水的活动也是不错的选择，不过运动时要注意别受凉，以免出现外寒内热症状，如有肌肉抽搐，可以喝少量温牛奶以滋阴润燥，舒缓筋骨。

【情绪调理】

木运不及－燥热体质者易急躁，为了避免生气和烦躁，日常可以多练习冥想或静坐，让自己的心绪平静下来。刚开始从深呼吸练习是最简单的方法。每天早晚坐在床上，集中精神，深吸一口气，然后慢慢吐气，反复练习，逐渐拉长吐气的时间。每天坚持，会令情绪得到有效舒缓，注意力得到提升。还可以找到适合自己的情绪释放途径，如写日记、绘画、唱歌、跳舞。这些活动可以帮助表达内心的感受，减轻心理压力。

【生活建议】

木运不及 – 燥热体质者，周末可以抽出一些时间来静静地泡个温泉或泡澡，让全身的细胞放松起来。如果比较忙碌，就多洗热水澡或泡脚，柔和的水流可以消除身体疲劳和紧张感，减轻身体燥热之气。在泡脚时，可以尝试添加一些具有清凉作用的草药，如薄荷、绿茶，以增强舒缓效果。因木运不及，故需避免受风，外出尽量多穿薄外套，保护脖子和大腿即可。建议选择棉、麻等透气性好、吸湿性强的天然纤维衣物，有助于保持身体干爽，减轻燥热感。

**3. 木运不及 – 寒湿体质**

丁丑、丁未，属相为牛、羊，如出生年份为 1937 年、1967 年、1997 年、2027 年等，运气体质为木运不及 – 寒湿体质。

木运不及 – 寒湿体质者，身体阳性能量较弱，阴性能量过多，身体容易有堵塞、潮湿的感觉，如疲惫无力，胸腔、腹腔容易胀，性格悲观，情绪低落，不爱活动。

【身体表现】

(1) 肝系：①胸闷胁痛，严重时容易心痛。②脉管紧张，容易头痛、血压偏高，有僵硬感。③预防腺体疾病，如甲状腺结节、前列腺肥大。

(2) 肺系：①鼻塞流涕，严重者扁桃体肿大。②排便费力，有黏腻感，易黏马桶。③容易胸闷，严重时会发哮喘疾病。

(3) 脾系：①胃胀满遇寒加重，或是遇寒腹泻，胃肠蠕动弱，易胖。②四肢凉，肌肉僵硬。

【饮食建议】

木运不及 – 寒湿体质者，容易寒湿气太重，因此饮食上除要多吃温阳散寒食物，还应多摄入疏通性质的食物，温阳散寒食物有牛肉、羊肉、鸡肉、韭菜、生姜、大蒜、辣椒、南瓜、山药、姜黄、咖喱、胡椒、小茴香等，胡辣汤、酸辣汤、烤羊肉等料理可以让寒气散出体内，并可配合部分祛寒湿行气的食物，如陈皮、红茶、生姜、麦芽，平时可以喝点陈皮红茶或小青柑。适量食用滋补品红枣、桂圆、枸杞等，增强体质，但注意要适量食用，避免过补导致上火。

避免食用寒凉、生冷的食物，如冷饮、雪糕、西瓜、梨。这些食物会加重身体的寒湿症状，不利于身体健康。

最后需要注意的是"撸串"时不能配啤酒、汽水，这样反而会加重湿气和内热出现。

(1) 疏肝理气代茶饮：玫瑰花柴胡茶

材料：玫瑰花 5g，佛手 5g。

做法：①将玫瑰花和佛手放入杯中。②加入沸水冲泡，闷 5 分钟后饮用。

功效：疏肝理气。可缓解胸闷胁痛、心痛、脉管紧张、头痛等症状，有助于预防腺体疾病。

(2) 温肺散寒代茶饮：生姜红枣茶

材料：生姜 3 片，红枣 5 枚。

做法：①将生姜和红枣放入杯中。②加入沸水冲泡，闷 5 分钟后饮用。

功效：温肺散寒，补中益气。缓解鼻塞流涕、扁桃体肿大、排便费力、胸闷等症状，有助于预防哮喘疾病。

(3) 温中散寒代茶饮：肉桂枸杞茶

材料：肉桂 1g，枸杞 10g。

做法：①将肉桂和枸杞放入杯中。②加入沸水冲泡，闷 5 分钟后饮用。

功效：温阳散寒。改善四肢凉、肌肉僵硬的症状，有助于提升脾系功能。

【运动建议】

有氧运动如慢跑、快走、游泳，可以促进身体的新陈代谢和血液循环，有助于排出体内的寒湿，改善体质。建议每周进行 3～5 次，每次持续 30 分钟以上。

由于筋骨寒湿气重，运动前的热身拉筋必须要做，绝对不能忽略，平时适合瑜伽、普拉提及八段锦类的养生功法。适度力量训练，可以增强肌肉力量和耐力，提高身体的基础代谢率，有助于消耗体内多余的脂肪和水分，改善寒湿症状。建议选择适度的重量和强度，要尽量避免爆发性运动，如拳击、散打，可以减少运动受伤的概率。

【情绪调理】

木运不及－寒湿体质者偏于"闷葫芦"的性格，不擅长直接表达情绪，需要时间才能让人发现。建议平时多练习将内心的想法书写出来，一方面将负面情绪书写宣发，另一方面记录自身优点，就会知道自己有多棒。还可以尝试用绘画、唱歌、跳舞等方式来表达内心的感受。此外，进行冥想、深呼吸或瑜伽等放松练习也有助于平复情绪、减轻压力。

【生活建议】

尽量避免长时间处于阴冷潮湿的环境中，如地下室、空调房。生活中可多去泡温泉、泡脚。泡脚时将脚趾做"剪刀、石头、布"的动作，加速足部六条经脉运行。注意泡脚后，脚趾间隙、腹股沟最好用吹风机吹干，避免寒湿气二次入侵。如无泡脚条件者，可进行艾灸。

### （八）火运太过（出生年份尾数为 8）

出生年份尾数为 8，如 1968 年、1978 年、1988 年、1998 年、2008 年等，其天干为戊，岁运火运太过。

**1. 火运太过－风火体质**

戊寅、戊申，属相分别为虎、猴，出生年份为 1938 年、1968 年、1998 年、2028 年等，运气体质为火运太过－风火体质。

风火体质可以理解为"风风火火、急急忙忙"，具体表现就是想法快、说话快、执行快，行动力很强，但容易过度内耗。"火"太过，则"水"不足，所以火运太过－风火体质的人在身体上表现为阳性能量较强，体内水分易损耗，容易引发阵发性瘙痒的感觉或疾病。

【身体表现】

(1)肺系：①鼻咽干痒，容易流鼻血、咽炎、干咳。②皮肤干燥脱屑。

③筋骨僵硬感。④大便时干时稀。

(2) 心系：①肩胛骨位置疼痛、胸闷憋气、睡眠质量差，多梦，眠浅。②血压偏高，易引起头痛，眩晕。③心火旺易有口腔溃疡、小便黄赤，严重时会尿路感染。

(3) 肾系：①腰膝酸软。②头晕耳鸣。③口燥咽干。④潮热盗汗。

【饮食建议】

身体上风性和热性较重，避免食用辛辣、刺激的食物，如辣椒、大蒜、生姜，这些食物可能加重体内的火气，导致不适。多吃富含维生素和纤维的水果和蔬菜，如西瓜、梨、黄瓜、芹菜，这些食物有助于清热泻火，改善体质。火运太过－风火体质的人很容易出现过敏反应，所以除了避免食用过敏食物，小麦、海鲜、干果等易过敏食物也要尽量避免食用。风性力量大，呼吸道有瘙痒感受时，平时可以喝些桑叶菊花茶来缓解症状，如鼻子痒、咽痒。火气旺盛，饮食应该多以清肺热、安心神为主。平时宜食用莲子、莲藕、百合、麦冬、萝卜、花生、黑豆、绿豆等。喝桑叶芦根水可以保养肺部。如果睡眠不好，可以吃点酸枣仁或中成药"枣仁安神口服液"。

(1) 祛风止痒代茶饮：桑叶白芷茯苓茶

材料：白芷6g，茯苓6g，桑叶6g。

做法：①将白芷、茯苓和桑叶一同放入锅中。②加入适量的清水，煮沸后转小火煮约10分钟，然后过滤出渣，汤汁代茶饮用。

功效：祛风止痒，渗湿利水，润泽皮肤。有助于缓解皮肤泛红、发痒和红血丝问题。

(2) 养心安神食疗方：酸枣仁养心茶

材料：酸枣仁10g，茯苓5g，莲子心3g。

做法：①将酸枣仁（捣碎）、茯苓、莲子心放入杯中。②冲入适量沸水，闷泡10分钟后饮用。

功效：养心安神，改善睡眠质量，适用于心悸、胸闷憋气、失眠多梦等症状。

(3) 补肾强身食疗方：枸杞山药补肾汤

材料：枸杞10g，山药50g，芡实10g。

做法：①将枸杞、山药、芡实一同放入锅中。②加水适量，炖煮1个小时即可食用。

功效：补肾强身。缓解腰膝酸软，对肾系症状有一定的改善作用。

【运动建议】：

火运太过－风火体质的人应选择中小强度、较长时间的有氧运动，如慢跑、快走、游泳、瑜伽。这些运动可以消耗体内多余的热量，促进新陈代谢，有助于降火。控制运动时间和强度，避免在高温、高湿度的环境中进行剧烈运动，以防过度汗出导致体内水分和电解质失衡。每天运动30～60分钟就可以很好地疏风散热。但请记得，要在白天运动效果才好，晚上结合冥想将阳气收进体内，时间久了，身体火旺之气就不会这么重。

【情绪调理】

火运太过－风火体质情绪偏于易怒，属于"易燃易爆炸"体质。但过于激动的情绪容易造成心血管负担，建议没事喝点绿茶、菊花茶，可以很好地缓解情绪易怒。在愤怒时可深吸气，然后呼出来，这也是道家调畅情志的重要方法，慢慢地脾气就不会这么火爆了。避免接触过多的刺激性物质，如咖啡因、酒精，以免加重体内的火气。可以适当减少电子产品的使用时间，多进行户外活动，呼吸新鲜空气。

【生活建议】

避免熬夜、过度劳累和不良的生活习惯，以免加重体内的火气。适当安排午休时间，有助于缓解疲劳和恢复体力。生活上要注意通风散热，但不是要开空调吹冷气，因为寒主收引，长期吹空调身体热气反而不容易散发。需要保持环境通风并结合适当湿度，夏天可以选择水冷风扇，散热效果更好。平时可以多按摩手脚末端的井穴，有助于散热，体内郁热严重时可在耳尖放血。

**2. 火运太过－燥热体质**

戊子、戊午，属相分别为鼠、马，出生年份为1948年、1978年、2008年、2038年等，运气体质为火运太过－燥热体质。

火运太过－燥热体质的人，因火太过克金，而金本身有燥的特征，所以总体就是"燥"的特征。比如，火运太过容易导致皮肤水分流失，皮肤干燥、瘙痒、口干舌燥、眼睛干涩等。火运太过和燥热容易导致肠道津液不足，所以这类人容易存在大便干燥的问题，排便困难且次数较少。另外，火运太过和燥热的组合容易导致阴虚火旺，使大脑皮层兴奋性降低，从而导致失眠多梦。在性格方面，火运太过容易导致心火旺盛，从而心烦意乱，情绪不稳定，容易发脾气或抑郁。

【身体表现】

(1) 肺系：①鼻咽干燥，易流鼻血，咽炎，干咳。②皮肤干燥脱屑，筋骨僵硬感。③大便时干时稀。

(2) 心系：①心慌、胸闷、烦躁不安、精神焦虑。②容易口舌生疮。③肩胛骨位置疼痛、胸闷憋气。④睡眠差。

(3) 肾系：①腰膝酸软。②盗汗。③遗精。

【饮食建议】

火运太过－燥热体质的人饮食应以清淡为主，避免辛辣、煎炸、油腻等刺激性食物，如辣椒、生姜、大蒜、炸鸡。这些食物容易加重体内的火气，导致燥热症状加剧。适量摄入寒凉性的食物有助于清热泻火，改善燥热症状，如绿豆、苦瓜、冬瓜、芹菜、黄瓜等蔬菜，以及西瓜、梨、柿子等水果。但需注意，寒凉性食物也不宜过量食用，以免损伤脾胃。适量摄入滋阴食物，如鸭肉、猪皮、银耳、百合、芝麻，这些食物可以滋润身体，缓解燥热症状。多喝水，保持充足的水分摄入有助于清热降火，维持体内水平衡。建议每天至少喝2000ml水，可以适当饮用菊花茶、绿茶等具有清热作用的饮品。避免过度饮酒和摄入咖啡因，酒精和咖啡因都是刺激性物质，容易加重体内的火气。因此，燥热体质的人应避免过度饮酒和咖啡。饮食原则为平时寒凉食物的基础上稍微配合辛味食物，如生萝卜、生姜、芥末，有助于毛孔自然打开以散热。

(1) 润肺凉血食疗方：雪梨鲜藕饮

材料：雪梨1个，鲜藕100g，蜂蜜适量。

做法：①将雪梨和鲜藕洗净切片。②加入适量清水煮沸后转小火煮20分钟，过滤取汁，加入蜂蜜搅拌均匀即可饮用。

功效：清热润肺，凉血止血，润肠通便，养阴润燥。此饮品有助于缓解肺系如鼻咽干燥、流鼻血、干咳的症状，并能改善皮肤干燥脱屑的情况。

(2) 清心安神食疗方：莲子心麦冬饮

材料：莲子心 5g，麦冬 10g，冰糖适量。

做法：①将莲子心和麦冬一同放入锅中。②加入适量清水煮沸后转小火煮 10 分钟，过滤取汁加入冰糖搅拌均匀即可饮用。

功效：清心安神，养阴生津。此饮品有助于缓解心慌、胸闷、烦躁不安等症状。

(3) 强腰固精食疗方：枸杞山药芡实粥

材料：枸杞 10g，山药 50g，芡实 15g，大米适量。

做法：①将枸杞、山药、芡实和大米一同放入锅中。②加入适量清水煮粥食用。

功效：滋补肝肾，益气养阴，益肾固精。此粥品有助于缓解肾系症状，如腰膝酸软、遗精，还能改善盗汗的情况。

皮肤易干燥脱屑要补充体内精津，多食用燕窝、桃胶、雪燕、皂角米、蜂蜜等润燥食物有助于补充皮肤水分，维持弹性。

【生活建议】

火运太过－燥热体质者应保持居住环境的通风良好和适宜的湿度。可以通过加湿器或在室内放置盆栽等方式来增加室内湿度，有助于缓解燥热症状，同时避免长时间暴露在高温环境中。

要避免在过热环境下，如正午或夏天外出，环境温度太高会引发内热更容易出现异常症状。使用加湿器或准备湿毛巾在身边有助于保存体内水分，养成夜晚泡脚泡澡习惯也有助于缓解体内燥热。戒烟限酒，烟草和酒精都属于刺激性物质，容易加重体内的火气。

【运动建议】

火运太过－燥热体质决定了此类型体质的人不适合过度汗出的运动，竞技性运动，如篮球、足球，在运动时要特别小心，有氧运动不能太大。请注意在运动后，要多留时间做缓和拉伸运动，至少 15 分钟。结束后可以喝点常温的电解质水或滋阴清热的饮品，来补充体内流失的阴分。

【情绪调理】

火运太过－燥热体质的人容易上火，情绪波动较大，也容易不自主地多思虑、焦虑，甚至有点固执和偏执。因此，培养冷静、平和的心态至关重要。可以通过冥想、深呼吸、瑜伽等放松技巧来降低紧张感和焦虑情绪。练习多听他人想法，会带来更好的思维力量，请注意当情绪发泄完尽量不要再去"复盘"。当情绪上来时，先关注自己的呼吸，放松身体有助于缓解焦虑。

**3. 火运太过 – 寒湿体质**

戊辰、戊戌，属相分别为龙、狗，出生年份为1928年、1958年、1988年、2018年等，运气体质为火运太过 – 寒湿体质。

寒湿体质就像自然界冬季里的下雨天，在身体内部有湿冷的感觉，整体水液代谢较慢，形体容易发胖和浮肿。"火"太过遇寒湿则热郁，所以火运太过 – 寒湿体质的人容易出现内热壅滞、阻滞的感觉或因此引发疾病。

【身体表现】

(1) 肺系：①胸闷憋气，鼻塞、流涕、咳嗽，遇寒加重。②易口渴、尿黄、大便黏腻。③生痔疮。

(2) 心系：①白天精神萎靡，夜间精神亢奋，严重时会出现入睡困难。②四肢凉或上热下寒症状，即肚脐以上温度正常或燥热，但肚脐以下偏凉。

(3) 肾系：①腰膝酸软。②尿频、尿急。

【饮食建议】

火运太过 – 寒湿体质易有身体黏腻、怕冷、不温暖等表现，所以饮食上要以温阳散寒、理气化湿为主，多吃姜、蒜、葱、茴香、白菜、芡实、炒薏苡仁、味噌汤、羊肉大葱饺子、白菜豆腐汤等。切忌食用肥甘厚味而引发火盛，如奶制品、酒精饮品。

(1) 健脾祛湿代茶饮

材料：神曲 15g，白豆蔻 5g，桑叶 10g。

做法：加水 300ml，煮 15 分钟代茶饮。

(2) 止咳化痰代茶饮：藿香姜枣茶

材料：藿香 10g，生姜 3 片，红枣（去核）5 枚。

做法：①将藿香、生姜和红枣一同放入杯中。②加入沸水冲泡，闷泡 10 分钟后即可饮用。

功效：芳香化湿，止咳止呕。此茶有助于缓解肺系症状，如胸闷憋气、鼻塞流涕。

(3) 养心安神代茶饮：酸枣仁茯苓茶。

材料：酸枣仁15g，茯苓10g，夜交藤5g。

做法：①将酸枣仁（捣碎），与茯苓和夜交藤一同放入杯中。②加入沸水冲泡，闷10分钟后即可饮用。

功效：养心安神，敛汗生津。此茶有助于缓解心系症状，如白天精神萎靡、夜间精神亢奋，还能改善入睡困难的情况。

(4) 补肾壮腰食疗方：杜仲猪腰汤

材料：杜仲20g，猪腰1个，生姜6片。

做法：①将杜仲洗净切段，猪腰去筋膜洗净切片，生姜切片，一同放入锅中。②加入适量清水煮沸后转小火煮1个小时，加盐调味即可食用。

功效：补肝肾，强筋骨，通膀胱。此汤有助于缓解肾系症状，如腰膝酸软、尿频尿急。

【运动建议】

火运太过-寒湿体质者，容易心肺功能不好，所以一定要多锻炼心肺，但不可太过激烈，建议选择散步、慢跑、打太极拳等有氧运动，这些运动可以帮助疏通经络，促进体内湿气和寒气的排出。

这种体质的人一般不太喜欢动，偏爱躺平。日常可以揉腹81次，或者敲打极泉以加强气血。如果喜欢运动，建议多做核心训练，平板、卷腹等，强化大块肌肉可以增加代谢。做运动时要选择通风的场所，憋闷的空间容易引发眩晕和胸闷。

【情绪调理】

火运太过-寒湿体质者情绪稳定，偏于低落，甚至容易悲观，大多时候喜欢独处思考事情。由于体质影响很容易在思考中停顿，感觉脑子像糨糊一样不能动弹。建议尽量把想法记录下来，可以很好地延伸逻辑。如果突然有情绪低落感要多出去晒太阳，缓解心中的阴霾。建议营造一个舒适、愉悦的生活和工作环境，有助于改善情绪状态。可以通过布置温馨的家居环境、聆听舒缓的音乐、欣赏美丽的风景等方式来提升自己的愉悦感。

【生活建议】

火运太过-寒湿体质者尽量避免长时间处于阴冷、潮湿的环境中。保持居住环境的通风良好，适当开窗通风。如果条件允许，可以使用空调或除湿机来调节室内湿度，但需注意避免过度使用导致空气过于干燥。生活上要注意祛湿，尽量选择通风的环境生活，日常多晒太阳。养成泡脚习惯，可以加强气血循环，泡脚水里可以加入生姜、艾叶、桂枝。女性若血液循环弱，月经期间容易有血块产生，可以改用益母草加艾草来泡脚。

火运太过肺气容易受到抑制，出现流鼻涕等鼻咽喉症状，平时可通过多刷肺经或是干搓澡的方式来强化肺气循环，加强排湿力量。平时可以多汗蒸泡澡，利用外在水热之气来促进循环和清热降火，注意泡完澡后要把手脚缝吹干，避免湿气二次入侵。

### （九）土运不及（出生年份尾数为 9）

出生年份尾数为 9，如 1969 年、1979 年、1989 年、1999 年、2009 年，其天干为己，岁运土运不及。

**1. 土运不及-风火体质**

己巳、己亥，属相分别为蛇、猪，出生年份为 1929 年、1959 年、1989 年、2019 年等，运气体质为土运不及-风火体质。

风火体质可以理解为"风风火火、急急忙忙"，具体表现就是想法快、说话快、执行快，行动力很强，但容易不稳定。身体内的水分、血分易损耗，出现阵发性不通畅发热的感觉或因此引发疾病。土运不及-风火体质，消化易出现异常，受情绪影响明显，如肠易激综合征。

【身体表现】

(1) 脾系：①容易胃脘嘈杂、反酸呃逆。②肌肉易抽动。③大便干或不成形。④口唇区域易有粉刺或痤疮。

(2) 肝系：①眼睛干痒发红，严重时会有结膜炎、麦粒肿。②需预防胆结石等疾病。③容易眩晕。④女性需预防乳腺结节。

(3) 肾系：①耳鸣，眩晕，严重时有血压偏高情况，记忆力下降。

②泌尿系统易出现炎症。

【饮食建议】

土运不及-风火体质者消化力弱,受到一点刺激就容易腹泻,所以需要增加土性食物的摄入。土性食物具有健脾益胃、补中益气的功效,有助于增强脾胃功能,从而改善土运不及的状况。建议适量增加黄色、甘味食物的摄入,如小米、南瓜、山药、黄豆。

尽量不要偏食、偏嗜,尤其是辛辣刺激食物,易引起火热亢奋。可以多吃甜味和苦味的食物,如苦瓜、鱼腥草、薄荷、菊花。

(1) 健脾养胃食疗方:山药薏苡仁粥

材料:山药50g,薏苡仁30g,大米适量。

做法:①将山药洗净切片,薏苡仁和大米提前浸泡2个小时,一同放入锅中。②加入适量清水煮粥食用。

功效:补脾养胃,生津益肺。此粥品有助于缓解胃脘嘈杂、反酸呃逆等症状,还能改善大便干或不成形的情况。

(2) 明目疏风代茶饮:菊花谷精草茶

材料:菊花3g,谷精草6g。

做法:①将菊花和谷精草一同放入茶杯中。②倒入适量沸水,浸泡5~10分钟,待其充分出味。③可根据个人口味加入适量蜂蜜或冰糖调味。

功效:明目疏风,清热解毒。适合眼睛瘙痒,容易有炎症者饮用,有助于缓解眼部不适,保护视力。

(3) 清热利尿代茶饮:车前草茶

材料:车前草15g。

做法:①将车前草洗净切段,放入锅中。②加入适量清水煮沸后转小火煮10分钟即可饮用。

功效:清热利尿,通淋排石。此茶有助于改善泌尿系统炎症等肾系症状。

【运动建议】

脾主四肢,多运动有助于健脾胃,所以土运不及-风火体质者为了祛湿健脾,要保持良好的运动习惯。无论什么形式的运动,哪怕是在看电视的时候动动手臂、拉伸一下筋骨，或是饭后散步，都是不错的选择，形式不是关键，坚持才是重点。如果想减肥或是调理肠胃，坚持每天高抬腿 100 次，结束后拉伸腿部。除了促进核心力量，还可通过拉伸强化腿部经脉。

【情绪调理】

土运不及 – 风火体质者情绪直爽，易怒也易忘，是不善于表达内心情绪导致的，容易生闷气或感到憋屈，凡事应先思考，再做事。注意情绪不佳时不要带气吃饭，否则易造成脾胃二度损伤。可以通过冥想、深呼吸等方法来平复情绪，学会在面对挑战时保持冷静。

【生活建议】

土运不及 – 风火体质者一定要保持良好的作息习惯，保证充足的睡眠时间。避免熬夜和过度劳累，以免加重体内的风火症状。同时土运不及 – 风火体质属于容易汗出体质，活动时容易毛孔打开，大汗而出，所以需避免潮湿状态，汗出后要擦干身体以免寒气和湿邪入侵，形成寒包火造成鸡皮肤或消化问题。土运不及，则消化力弱、水液代谢慢容易形成湿气，平时可多揉腹，每天 1~2 组，每组 100 次，以顺时针为主，若腹泻则改为逆时针揉腹。平时可多按摩足三里、阴陵泉等，达到健脾祛湿的目的。按摩时可加入精油，如雪松、乳香、迷迭香、陈皮，从而达到疏肝理气、健脾除湿的作用。

**2. 土运不及 – 燥热体质**

己卯、己酉，属相为兔、鸡，如出生年份为 1939 年、1969 年、1999 年、2029 年，运气体质为土运不及 – 燥热体质。

土运不及 – 燥热体质者的身体状况往往与脾胃功能的不和息息相关。总体特征主要表现为脾胃功能较弱，体内燥热明显及可能出现一些与燥热相关的症状。在自然界中，这种体质就像撒哈拉大沙漠一样，既容易受到酷热的侵袭，又可能迅速感到寒冷，且总是处于干燥的状态。同样，土运不及 – 燥热体质的人体内也常缺乏必要的津液，导致身体各个部位容易出现干燥、不润泽的情况，特别是消化系统。

【身体表现】

(1) 脾系：①胃强脾弱，表现是胃口好但易胃胀、消化慢、容易胖，胃脘嘈杂、容易反酸嗳气。②易有口气、口臭、口干、口渴、口腔溃疡等。③肌肉僵硬。

(2) 肝系：①肝火旺，情绪急躁易怒、焦虑。②眼睛干涩，易发红、出血，熬夜加重。③筋骨僵硬以肩颈、背部为主。

(3) 肾系：①肾虚火旺盛，易出现睡眠质量差、身体燥热感。②小便黄数、易感染，男性需注意前列腺问题。③腰部以下筋骨僵硬、容易抽筋。④耳鸣头胀。

【饮食建议】

土运不及-燥热体质，建议平时增加滋阴润燥的食物摄入，如绿叶蔬菜（菠菜、芹菜等）、白色食物（雪梨、银耳、百合等）及富含优质蛋白质的食物（瘦肉、鸡蛋、豆腐等）。这些食物有助于补充体内津液，缓解干燥症状。适量增加寒凉性质食物的摄入，如绿豆、苦瓜、冬瓜、西瓜。这些食物具有清热泻火的作用，有助于减轻体内的燥热感。但需注意避免过食生冷，以免损伤脾胃功能。饮食上还要忌辛辣炸物、油腻甜食，脾胃较弱还可以养成早餐吃少许粗粮的习惯，如山药、紫薯、玉米，从而调理脾胃。

(1) 脾系调和代茶饮：四味脾和茶

材料：山楂 10g，麦芽 15g，茯苓 10g，陈皮 5g。

做法：①将所有材料洗净，放入砂锅中。②加入适量清水，浸泡 30 分钟。③大火烧开后转小火，煮 40 分钟至材料充分出味。

功效：调和脾胃，消食化积。改善胃强脾弱、胃胀、消化慢等症状，缓解口气、口臭等问题。

(2) 清肝明目代茶饮：杞菊明目茶

材料：菊花 6g，枸杞子 10g，决明子 6g，桑叶 5g。

做法：①将所有材料放入茶杯中。②倒入沸水，盖上盖子闷泡 5 分钟。③可根据个人口味加入适量蜂蜜调味。

功效：清肝泻火，明目退翳。改善肝火旺、情绪急躁易怒、眼睛干涩等症状。

(3) 滋阴清热代茶饮：四味肾清饮

材料：生地黄 15g，知母 10g，黄柏 10g，怀牛膝 10g。

做法：①将所有药材洗净，放入砂锅中。②加入适量清水，浸泡30分钟。③大火烧开后转小火，煮40分钟至药材充分出味。④滤去药渣，取药液分2次温服。

功效：滋阴清热。改善肾虚火旺盛、睡眠质量差、身体燥热感等症状，缓解小便黄数、易感染等问题。同时，对男性前列腺问题也有一定帮助。

【运动建议】

土运不及－燥热体质适宜中等强度的运动，如TABATA、HIIT、尊巴等，但每次的运动时长不要太长。运动结束后，可以喝点中成药，如生脉饮、石斛、沙棘类饮品，固护气机保护体内阴分不流失，注意不要喝寒凉饮品，以免伤害脾胃阳气。

【情绪调理】

土运不及－燥热体质者，容易引发情绪波动和烦躁，可以通过冥想、深呼吸、渐进性肌肉松弛等方法来平复情绪，学会在面对挑战时保持冷静。

可以用一些熏香，香气有助于缓解情绪。如檀香、乳香、迷迭香。还可多练习深呼吸冥想，有助于让火气收纳归元。

【生活建议】

土运不及－燥热体质者，生活中要保持居住环境清爽通风，营造一个凉爽、宁静、整洁的生活和工作环境，有助于降低燥热体质带来的烦躁感。

要注意身体内、外的保湿补水，最简单的方式就是喝蜂蜜水，蜂蜜有助于滋阴润燥、健脾胃避免身体缺津液。消化偏弱者，在平日可多揉腹助消化，或多按摩足三里、阴陵泉、天枢等，加强脾胃运化。结束后可配合叩齿吞津让津液濡润肾精。

**3. 土运不及－寒湿体质**

己丑、己未，属相分别为牛、羊，出生年份为1949年、1979年、2009年、2039年等，运气体质为土运不及－寒湿体质。

寒湿体质在自然界就像冬季里的下雨天，在身体内部有湿冷的感觉，整体水液代谢较慢，形体容易发胖或浮肿。"土"不及，则痰湿内停，遇寒湿则"湿"上加"寒"，所以总体特征表现为体内阳气不足，阴湿之气过重。这种体质状态往往与脾胃功能减弱、运化水湿的能力下降有关。体形多偏胖或适中，但肌肉较为松软。容易感到疲倦乏力，四肢沉重，尤其在潮湿天气或季节交替时更为明显。面部容易出现油光，易生痤疮、粉刺等皮肤问题。口中可能常有黏腻感，舌苔白腻或厚腻。消化功能较弱，容易出现胃胀、腹泻、消化不良等症状。对寒冷和潮湿环境的适应能力较差，容易感冒或引发关节不适。这种体质不能很好地适应阴雨天或湿度大的环境，可能出现身体不适感加重的情况。

【身体表现】

(1) 脾系：①易受凉腹泻，胃满胀食欲差，易胖。②四肢偏凉。

(2) 肾系：①腰部下肢痛、怕凉，易患关节炎，易水肿。②女性易月经疼痛、血块多。严重时会有囊肿肌瘤问题，男性容易患前列腺增生或肥大。

(3) 肝系：①情绪低落，易抑郁。②全身筋硬、怕凉，需预防脂肪肝。③易出现腰腿沉重感。

【饮食建议】

土运不及-寒湿体质的人，日常要多食用温性食材，如生姜、韭菜、桂圆、红糖，有助于驱散体内寒气，提升阳气。炖汤时可加入一些温补的中药材，如当归、党参、黄芪，以增强温阳效果。多吃健脾食物，如山药、薏苡仁、白扁豆、芡实，有助于增强脾胃功能，促进水湿代谢。多食用利湿食材，如冬瓜、黄瓜、芹菜，有助于排除体内多余水分。尽量减少生冷食物的摄入，如冷饮、冰淇淋、生蔬菜，以免损伤脾胃阳气。同时注意烹调方式，多采用炖、煮、蒸等，有助于食物的消化吸收。减少油炸、煎炒等高脂烹调方式的使用。

在饮食上以少吃为原则，尽量每顿六七分饱，让脾胃休息才能良好吸收，强化皮肤和内脏的气血。

(1) 补气祛湿代茶饮：黄精桂圆茯苓茶

材料：黄精10g，桂圆5g，茯苓15g。

做法：三味同时煮水代茶饮用，增加免疫力，增强脾胃代谢。

(2) 降脂祛湿代茶饮

材料：苍术9g，金钱草10g，海金沙10g，鸡内金10g，姜黄6g。

做法：①前四味药材煮20分钟。②取药水加入姜黄粉，搅拌饮用。

(3) 健脾祛湿薏苡仁山药粥

材料：薏苡仁50g，新鲜山药200g，大米100g，红枣8～10枚。

做法：将浸泡好的薏苡仁、大米和足量的水放入砂锅或电饭煲中，大火煮沸后转小火慢慢熬煮。②煮约20分钟后，米粒开始变软糯，此时加入切好的山药和红枣继续煮。

功效：薏苡仁与山药煮粥食用，可健脾利湿。

(4) 温脾散寒代茶饮：姜枣陈皮茶

材料：干姜5g，红枣5枚，炙甘草3g，陈皮3g。

做法：①将干姜、红枣、炙甘草和陈皮洗净。红枣去核，与干姜、炙甘草一同放入砂锅中。②加入适量清水，浸泡20分钟。大火烧开后转小火，煮30分钟至材料充分出味。

功效：温中散寒，健脾和胃。改善易受凉腹泻、胃胀满、食欲差等症状，还有助于缓解四肢偏凉的问题。

(5) 温肾散寒食疗方：四味温肾汤

材料：肉桂3g，枸杞10g，杜仲10g，怀牛膝10g。

做法：①将肉桂、枸杞、杜仲和怀牛膝洗净。②放入砂锅中，加入适量清水。③浸泡30分钟后，大火烧开转小火煮40分钟。

功效：温肾散寒，强筋壮骨。改善腰部以下痛、怕凉、易患关节炎等症状，对女性月经疼痛、血块多及男性的前列腺问题也有一定的帮助。

(6) 疏肝解郁代茶饮：玫瑰佛手茶

材料：玫瑰花5g，佛手3g，炙甘草3g，红枣3枚。

做法：①将玫瑰花、佛手、炙甘草和红枣洗净。②红枣去核，与玫瑰花、佛手和炙甘草一同放入茶杯中。③倒入沸水，盖上盖子闷泡10分钟。可根据个人口味加入适量蜂蜜调味。

功效：疏肝解郁，理气和中。改善情绪低落、易抑郁、全身筋硬、怕凉等症状，并有助于缓解腰腿沉重感。同时，对预防脂肪肝也有一定的帮助。

【运动建议】

土运不及-寒湿体质的人适合有氧运动，如散步、慢跑，以加快新陈代谢，有助于排出体内的湿气和寒气。建议每天进行30分钟左右的散步或慢跑，根据自身体质情况逐渐增加运动时间和强度。也可以选择一些针对寒湿体质的瑜伽体式进行练习，如上犬式等。

适度的力量训练可以帮助增强肌肉力量和耐力，提高基础代谢率，从而有助于驱散体内的寒气。建议选择一些针对大肌群的训练动作，如深蹲、俯卧撑，根据自身体质情况合理安排训练强度和次数。寒湿体质的人对寒冷和潮湿环境的适应能力较差，因此在运动时应注意保暖，并避免在潮湿环境下锻炼。同时，尽量选择阳光充足、空气清新的时段进行运动。

寒湿体质的人一般不愿意活动，尽量轻微出汗的有氧运动即可散掉体内湿气加速代谢。可每天做4组高抬腿，每组20次，来强化脾胃长养气血。

【情绪调理】

土运不及 - 寒湿体质者，思虑较多容易憋在心中，长此以往，容易因心理压力大而影响饮食和睡眠。学习让自己开心是很重要的，每天问自己一句"我今天要做什么会开心呢"，静下来听听内心的答案。与家人、朋友或同事保持良好的社交互动，分享彼此的生活和情感。通过沟通和交流，可以减轻心理压力并获得情感支持。

进行冥想或深呼吸练习。冥想或深呼吸练习有助于放松身心，减轻焦虑和压力。通过专注呼吸或引导自己进入冥想状态，可以平复情绪并提升内心的平静感。

【生活建议】

土运不及 - 寒湿体质者生活中一定要选择阳光充足、通风良好的住所，避免长时间居住在阴暗潮湿的环境中。保持室内干燥，定期开窗通风，或使用除湿机来降低室内湿度。特别要注意保暖，避免长时间穿着湿鞋或湿袜子，以防湿气侵入体内。可考虑选择适合的中医治疗方法，如用艾灸、拔罐、推拿来帮助驱寒祛湿。平时可多泡脚，泡脚水里可以加入花椒、生姜、二锅头，浸泡30分钟，每周2~3次，通过热水增加气血循环力量和健脾祛湿的能力。月经不调的人可用艾叶30g来泡脚。筋骨酸痛者加鸡血藤30g，伸筋草10g，艾草20g来泡脚。

### （十）金运太过（出生年份尾数为 0）

出生年份尾数为 0，如 1960 年、1970 年、1980 年、1990 年、2000 年等，其天干为庚，岁运金运太过。

**1. 金运太过 – 风火体质**

庚寅、庚申，属相分别为虎、猴，其出生年份为 1950 年、1980 年、2010 年、2040 年等，运气体质为金运太过 – 风火体质。

金运太过 – 风火体质特性可以理解为"风风火火"，具有快速、发热特质，在人身上具体表现就是想法快、说话快、执行快，但容易过度内耗。"金"强则"木"弱，所以金运太过 – 风火体质在身体上表现为阳性能量较强，但受到压抑就容易变成内热、郁结之象或是因此引发疾病。

【身体表现】

(1) 肝系：①头痛头胀，颈部僵硬。②眼压高，目红，严重者易发炎。③胸闷胁胀满，运动易岔气。④体热、体温高、情绪易怒、易悲。⑤耳鸣，火气过旺会有突发性耳聋。⑥男性需预防前列腺结节或前列腺炎；女性容易患巧克力囊肿，乳腺结节。⑦血压偏高。

(2) 肺系：①干咳咽痒，口干口渴，打喷嚏流鼻涕，易鼻出血、喉咙痛，严重时会有过敏性鼻炎。②易起痤疮，严重时会变成疮疡。③毛发干枯轻微脱发。

(3) 心系：①心烦易怒。②失眠多梦。③口舌生疮。④小便短赤。

【饮食建议】

金运太过 – 风火体质的人应清淡饮食，避免过于油腻、辛辣、煎炸等刺激性食物，以免加重体内的火气。多吃新鲜蔬菜、水果，如苦瓜、冬瓜、西瓜、莲子、莲藕、百合、麦冬、萝卜，有助于清热降火。建议多吃具有滋阴润燥作用的食物，如绿豆、百合、银耳。这些食物可以平衡体内的阳气，减轻上火症状。适量食用具有清热解毒功效的食物，如蒲公英、菊花、金银花，可以将这些食材泡茶饮用，有助于清除体内的热毒。金运太过 – 风火体质的人容易情绪激动，可能导致肝气郁结。建议多吃具有疏肝理气作用的食物，如玫瑰花、佛手柑、橙子，这些食物可以帮助舒缓情绪，减轻肝郁症状。也可以适量饮用绿茶、菊花茶等具

## 第6章 基于个人运气禀赋的健康管理

有清热降火作用的茶饮。

(1) 息风养血代茶饮：天麻乌鸡汤

材料：天麻10g，当归4g，枸杞10g，荆芥2g，乌鸡腿1只，盐适量，水适量。

做法：①天麻和当归洗干净用滚水泡涨，容易切片。鸡腿砍块。②锅内放适量的水烧开，把鸡肉烫去血水，用冷水冲洗干净。③枸杞洗净，天麻、当归切片。鸡肉一同放进炖盅里。再把泡过天麻和当归的水倒进去。④慢炖3～4个小时。炖好后加盐调味，滤掉浮油即可食用。

功效：此汤融合了天麻息风定惊、当归养血活血及枸杞滋补肝肾的功效，搭配乌鸡腿的滋补作用，既能滋养身体，又能调和气血。常饮此汤有助于改善体质、缓解疲劳，并对头晕目眩、血虚萎黄等症状有一定的调理作用。

(2) 润燥清肺代茶饮：桑麦饮

材料：桑叶6g，麦冬10g，金莲花3g。

做法：①将桑叶、麦冬和金莲花一同放入茶杯或壶中。②倒入适量的沸水，盖上盖子闷泡5～10分钟，使药材充分浸泡出味。③闷泡后，可直接饮用茶水，也可根据个人口味加入适量的蜂蜜或冰糖调味。

功效：疏散风热，清肺润燥。饮用此茶可有助于缓解由肺部问题引起的流鼻血、咽干痒等症状，起到润燥清肺、利咽解毒的作用。适合需要清肺养肺、改善呼吸道不适的人群饮用。

(3) 清心安神代茶饮：四宝清心饮

材料：莲子心3～5g，金银花5g，百合10g，红枣3枚。

做法：①将莲子心、金银花、百合和红枣一同放入茶杯或壶中。②倒入适量的沸水，盖上盖子闷泡10分钟，使药材充分浸泡出味。③可直接饮用，也可根据个人口味加入适量的蜂蜜或冰糖调味。

功效：清心安神，补气养血。饮用此茶可有助于缓解心烦易怒、失眠多梦、口舌生疮和小便短赤等症状，起到清心安神、养阴润肺、清热解毒和补气养血的作用。适合需要改善心系不适，调节情绪的人群饮用。

【运动建议】

金运太过-风火体质的人容易上火、情绪激动，建议选择较为和缓、放松的运动方式，如太极拳、瑜伽、八段锦。这些运动可以帮助舒缓情绪、调节呼吸，有助于平衡体内的阳气。适量进行有氧运动，如散步、慢跑、游泳，可以增强心肺功能，提高身体的耐力和免疫力。但要注意不要过度运动，以免消耗过多阴液，加重上火症状。避免剧烈运动和竞技性运动，剧烈运动和竞技性运动容易导致身体过度疲劳和情绪波动，不利于风火体质的调节。

尽量在白天运动，以疏风散热，每天晚上结合冥想将阳气收进体内，长久坚持则身体火热之气会渐息。不擅长运动的人可用拉筋来疏肝理气，如瑜伽的风吹树式、侧三角式等都有助于肝经循行。

【情绪调理】

金运太过－风火体质者看似外向但容易莫名悲观，平时易怒也易悲，两极分化严重，因此要学习一些静心、抗压的方法。当感到情绪激动或压力增大时，尝试进行深呼吸。慢慢地吸气，然后缓慢地呼气，有助于平复情绪、降低压力。通过冥想练习，可以训练自己在日常生活中保持平静和专注。可以选择一个安静的地方坐下，闭上眼睛，专注于呼吸，并感受身体的每一个细微动作。可适度进行瑜伽或太极运动，这些轻度的身体活动不仅有助于身体健康，还能通过调节呼吸和冥想来达到心理放松的效果。平时多喝点绿茶、百合等有助于缓解情绪，其他草药茶如薰衣草茶、洋甘菊茶，也有助于放松身心、改善睡眠质量。

【生活建议】

金运太过－风火体质者由于体热较旺盛而金气收敛，容易有郁热状态，平日可以通过刮痧、拔罐来开散腠理，达到疏风散热、活血化瘀、促进循环的效果。如有苔厚腻表示身体痰湿瘀滞，易有郁热产生，可敲打脾胃经，从而健脾利水。或按揉阴陵泉、足三里、内庭、大都等，也助祛湿。日常环境上要散热，不建议开空调吹冷气，这样热气反而不容易散发，只需要保持环境通风，并结合适当湿度即可。平常可以多按摩手脚末端井穴，有助于散热，若发热严重也可局部放血。此外保持良好的睡眠习惯，保证充足的睡眠时间，避免熬夜、过度劳累和压力过大，以免影响身体的健康和情绪的稳定。

## 2. 金运太过 – 燥热体质

庚子、庚午，属相分别为鼠、马，出生年份为1930年、1960年、1990年、2020年等，运气体质为金运太过 – 燥热体质。

燥热体质在自然界就像撒哈拉大沙漠，易热、易冷、干燥。在人体中表现为体内津液不足，容易干燥、干涩。沙漠中不是太冷就是太热，所以身体的阴阳也容易出现极端化。金运太过容易导致皮肤干燥，皮肤可能出现红斑、皮屑增多，并伴有强烈的瘙痒感。金运太过克肝木时，眼睛容易感到干涩、疲劳，甚至可能出现视物模糊的症状。金运太过可能影响肝脏的疏泄功能，导致情绪波动，表现为易怒、烦躁不安等。热燥体质也会加剧这种情绪的不稳定性。

【身体表现】

(1) 肝系：①眼睛干涩血丝。②情绪急躁焦虑，容易悲观。③口苦、眩晕。④预防甲状腺结节、乳腺结节。

(2) 肺系：①易患鼻咽、咽炎、扁桃体炎，鼻咽易出血、发炎。②皮肤干燥发红，易出现红血丝或过敏。③头发干枯，易脱落。④大便干燥，严重者有痔疮、便血。

(3) 心系：①心悸与心烦，情绪不宁。②失眠与多梦。③口舌生疮与口干。④小便短赤与大便干燥。

【饮食建议】

金运太过 – 燥热体质者宜增加清淡食物的摄入，多吃蔬菜，如菠菜、芹菜、黄瓜、苦瓜。这些蔬菜具有清热、生津、润燥的作用。水果方面，可以选择梨、西瓜、葡萄、柿子等，它们富含水分和维生素，有助于缓解燥热。食用滋阴润燥的食物，如百合、银耳、莲子、芝麻、核桃、蜂蜜也是不错的选择，可以润肠通便，缓解燥热引起的便秘。减少刺激性食物的摄入，如辣椒、花椒、生姜，避免过多食用油炸、煎烤等油腻重口味的食物，以免助热生火。羊肉、狗肉等温热性肉类也要少吃，以免加重燥热症状。

如果需要进补，建议选择滋阴清热、益气生津的食材，如西洋参、沙参、麦冬。

这种体质的人身体易有火热感、闷热感，会不自觉多吃寒凉食物。

过食寒凉食物肠道偏弱，会导致阳气越弱，出现四肢凉或是局部发凉的征兆。所以平时饮食适合稍微有点辛味的食物，如生萝卜、生姜、芥末。辛味有助于毛孔自然打开散热，再配合清热食物，如桑椹、甘蔗、西瓜、绿茶、仙草。

(1) 缓和焦虑代茶饮：百合银耳绿茶饮

材料：绿茶 5g，百合 15g，银耳 1 朵，冰糖适量。

做法：①银耳提前洗净、泡发，撕成小块备用；百合浸泡软化。②将银耳、百合和冰糖一同放入锅中，加足量水，炖煮 40 分钟，直至银耳软烂，形成银耳羹。③绿茶用 80℃左右的热水浸泡 5 分钟，滤出茶汁。④将绿茶汁与煮好的银耳羹混合，搅碎，使茶与羹充分融合。

功效：养阴安神，滋阴润燥。饮用此茶可有助于缓解焦虑情绪，提供心灵上的宁静与放松，同时滋润身体，改善干燥症状。

(2) 滋阴润燥疏风代茶饮：桑椹枸杞茶

材料：桑椹 10g，枸杞 10g，桑叶 3g，菊花 6g，蜂蜜适量。

做法：①将桑椹、枸杞、桑叶和菊花一同放入茶杯中。②加入温热水，浸泡药材，待其充分出味。③茶水冷却至适口温度后，加入适量蜂蜜调味。搅拌均匀后饮用。

功效：滋阴养血，清肝明目。饮用此茶可缓解眼干症状，滋养阴液，润燥疏风，同时保护眼睛健康。加入适量蜂蜜还能润肠通便，增添口感。

(3) 安心宁神代茶饮：莲子百合麦冬茶

材料：莲子心 3g，百合 10g，麦冬 6g。

做法：①将莲子心、百合和麦冬一同放入茶杯或壶中。②加入沸水，盖上盖子闷泡 10 分钟。③可直接饮用，也可根据个人口味加入适量的蜂蜜调味。

功效：安心宁神，润燥疏风。有助于缓解心系症状，如心悸、心烦、失眠多梦，以及口舌生疮、口干口苦、小便短赤和大便干燥等不适。

【运动建议】

金运太过-燥热体质者易气机郁闭，身体沉重，可多做有氧运动。有氧运动可以帮助加强肌肉运化，增加血液运行，通过毛孔开阖可以疏散热气，如有氧操、尊巴。如果身体没有沉重感，推荐柔和的运动，如太极拳、瑜伽、八段锦，运动过程中注重呼吸配合和身体的舒展，有助于调和气血、平衡阴阳。或者多拉伸，以疏通经络为主。水中运动也是不错的选择，如游泳，水的浮力可以减轻关节负担，而水的温度也有助于缓解燥热感。运动时感到微微出汗即可，不要追求大量汗出，以免耗伤津液。选择在清晨或傍晚时段进行运动，避免在炎热高温的时段进行。运动地点宜选择阴凉通风的地方，避免在烈日下或闷热的环境中运动。

运动结束后，可喝些常温的电解质水或滋阴清热的饮品。请注意金运太过－燥热体质阴分不足，所以忌大量汗出运动，以免加速体内阴分流失身体会更加疲惫。

【情绪调理】

金运太过－燥热体质者情绪容易烦躁不安，感觉压力大。多做有氧运动或是拉伸，有助于缓解精神负能量状态。找到适合自己情绪释放的途径，如艺术创作、音乐、写作或舞蹈。

生活中，周边可以放入加湿器，点上芳香安神精油，如橙花、丝柏、檀香，有助于保持好心情。

【生活建议】

金运太过－燥热体质的人，可以在室内放置一些绿植或水景，有助于增加空气湿度和缓解燥热感。

生活上要避免在过热环境下外出，如正午和夏天，环境温度太高会引发内热进而出现一系列症状。使用加湿器或在身边准备湿毛巾有助于保存体内水分。如果有脱发、失眠问题，需要保护阴血，除了早睡，平时多按摩脚下的太溪、三阴交有助于改善症状，在睡前食用酸枣仁也是很好的方法。

**3. 金运太过－寒湿体质**

庚辰、庚戌，属相分别为龙、狗，出生年份为1940年、1970年、2000年、2030年等，运气体质为金运太过－寒湿体质。

寒湿体质在自然界就像冬季里的下雨天，在身体内部有湿冷的感觉，整体水液代谢较慢，形体容易发胖和浮肿。由于金运太过，这类人的体质更偏向寒冷。他们可能出现手脚冰凉、怕冷的症状，并且喜欢温热的环境。

"金"太强，则乘木，所以金运太强－寒湿体质的人容易感到情绪低沉、抑郁或缺乏活力。他们对寒冷和湿气的敏感可能会进一步影响心情和情绪状态。

由于体质的寒湿特点，这类人的免疫力可能相对较弱，容易感冒或受到其他呼吸道感染的困扰。还有可能出现皮肤问题，如痤疮、湿疹、皮肤瘙痒或干燥。这些问题可能与体内湿气和寒气的滞留有关。

【身体表现】

(1) 肝系：①忧郁惊恐。②眼睛视物模糊、老视或白内障。③筋脉寒凉，易抽筋，夜间加重。④肥胖，需预防脂肪肝、高血脂。⑤生殖器区域易疼痛、寒凉。⑥女性痛经伴血块，严重者会有囊肿、肌瘤。

(2) 肺系：①鼻塞流涕，易过敏。②胸闷呼吸短，喜欢深呼吸，咽喉易有痰。③小腹胀满偶尔疼痛，大便不成形，黏马桶。④皮肤瘙痒，易患湿疹，或出现过敏症状。

(3) 心系：①心悸与心慌。②胸闷与气短。③容易疲劳。④手脚冰冷，四肢末端血液循环不够理想。⑤血压问题。⑥心情压抑，这种情绪状态反过来又可能影响心血管的健康。⑦睡眠问题。

【饮食建议】

金运太过－寒湿体质的人可以多吃辛温食物，如生姜、咖喱、姜黄。适量食用具有祛湿作用的食物，如薏苡仁、赤小豆、冬瓜、黄瓜。这些食物有助于排出体内多余的水分和湿气。建议食用一些健脾的食物，如山药、土豆、鸡肉。中医学认为湿邪容易困脾，通过健脾可以间接达到祛湿的效果。选择富含优质蛋白质的食物，如鱼、瘦肉、蛋类，有助于增强体力和免疫力。

由于身体寒凉代谢力量不足，饮食上要避开生冷甜腻食物，如海鲜、猪肉、甜食。平时喝点红茶、普洱有助于活络身体气血循环。

(1) 降脂温中食疗方：洋葱浓汤

材料：洋葱2～3颗，水1500ml，盐糖适量，黑胡椒粉少许（可选），面包丁适量（可选，作为汤的配料）。

做法：①洋葱切去根部和蒂部，剥去外皮，然后切成细丝。②在炒锅中放入适量油，将洋葱丝放入锅中翻炒，炒至洋葱丝呈现焦黄色，香味四溢。③加入 1500ml 水，将火候调至中小火，滚煮 40~60 分钟，直至汤汁变成浅褐色。④根据个人口味，加入适量盐和糖进行调味。如喜欢辛辣口感，可加入少许黑胡椒粉。若喜欢汤的口感更加丰富，可在最后加入一些面包丁，稍微煮一下即可。

注意事项：此食疗方忌与蜂蜜同用，因为洋葱与蜂蜜同时食用可能会对视力产生影响。患有眼疾的人群请禁用此食疗方。

功效：降脂，温中散寒。洋葱中含有的特殊成分有助于降低血脂、软化血管，对预防心血管疾病有一定帮助。同时，洋葱的辛辣味能够温中散寒，对胃寒、腹痛等症状有一定缓解作用。

(2) 化痰止咳代茶饮：桑叶陈皮茯苓茶

材料：桑叶 6g，陈皮 3g，茯苓 10g。

做法：①将桑叶、陈皮和茯苓一同放入茶壶中。②加入沸水，盖上盖子闷泡 15 分钟。③滤去渣，取茶汁饮用。

功效：疏风解表，化痰止咳，利湿消肿。对肺系症状如鼻塞流涕、胸闷呼吸短促、咽喉有痰有改善作用。同时，对皮肤瘙痒、湿疹和过敏症状也有一定调理效果。

(3) 养心安神食疗方：龙眼红枣枸杞粥

材料：龙眼肉 10g，红枣 5 枚，枸杞子 10g，大米 50g。

做法：①将大米淘洗干净，放入锅中加水煮粥。②龙眼肉、红枣去核，与枸杞子一同洗净备用。③当粥煮至半熟时，加入龙眼肉、红枣和枸杞子继续煮至粥熟。可根据个人口味加入适量的冰糖调味。

功效：养心安神，补血益气。对心系症状如心悸心慌、胸闷气短、易疲劳有缓解作用。同时，对手脚冰冷、血压问题和睡眠问题也有一定辅助调理效果。

【运动建议】

金运太过 – 寒湿体质的人建议选择适度的运动方式，如散步、太极拳、瑜伽。让身体轻微汗出的有氧运动可散掉体内湿气，加速代谢，如跳操、跑步、快走、慢跑、骑单车，都有助于身体气血循环以排除寒湿。避免剧烈运动，剧烈的运动可能会消耗过多的体力，不利于肝血虚的改善。因此，在运动过程中要注意控制运动强度和时间。在运动过程中要注意保暖，避免受凉。可以选择在阳光充足、温度适宜的时候进行户外运动，或者选择室内运动场所进行锻炼。在选择运动方式时，应尽量减少与水相关的活动，可多到自然环境中、植物多的地方活动和晒太阳。

【情绪调理】

金运太过-寒湿体质者情绪表现为稳定内敛，但不善表达内心，容易有一种孤单感、低落感。情绪稳定是优点，但这类人群容易有压抑的表现，多学习与自己的内心沟通，尽量保持乐观、积极的心态，避免过度焦虑、抑郁。可以通过与家人、朋友交流，分享自己的感受和困惑，获得情感支持。当遇到不良情绪时，尝试通过深呼吸、冥想、瑜伽等方法进行自我调节，使心情恢复平静。保持社交，积极参加社交活动，与亲朋好友保持联系。与他人互动有助于缓解孤独感，增强社交支持。

避免长时间工作、学习导致过度疲劳。适当休息有助于缓解压力，改善情绪。

【生活建议】

金运太过-寒湿体质者保持良好的作息习惯，保证充足的睡眠时间。熬夜、过度劳累等不良生活习惯可能会加重肝血虚和寒湿的症状。这种体质的人容易出现情绪不稳、易怒等症状。因此，要注重情志调养，可以通过听音乐、阅读、旅游等方式来放松心情。尽量避免长时间处于潮湿、阴冷的环境中，以免加重体内的寒湿。保持居住环境的通风干燥，可以使用除湿器、空调等设备来调节室内湿度和温度。

平常要多注意保暖防寒，可多艾灸、晒太阳以增加阳气。练习干搓澡养生功，以散寒补气。情绪低落、悲伤时多拍打身体两侧，这是胆经的循行位置，对其进行拍打有助于肝胆气机运行。筋骨寒凉酸痛者平时应养成泡脚、泡澡习惯，可以在水中加入艾草、鸡血藤和二锅头，有助于筋骨修养。若想增强生殖功能，可换成益母草、艾草。

# 主编简介

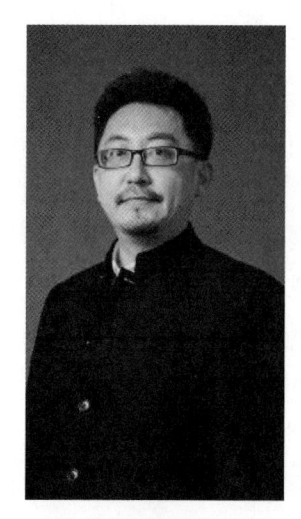

王乐鹏

中医学博士，北京中医药大学副教授，硕士研究生导师，主要研究方向为天人相应。近年来致力于中医药国际传播，先后接待来自世界120多个国家和地区来宾体验中医上万人次，组织各类中医讲座、组织举办中医类培训上百场，并多次赴国外进行中医讲座，在中医药国际传播方面积累了一手经验。曾多次作为嘉宾，参加中央广播电视总台《健康之路》栏目、《夕阳红》栏目、中国国际电视台CGTN中医主题系列节目，以及北京卫视《养生堂》《记忆国医》、重庆卫视、贵州卫视等地方卫视健康类节目。主编及参编中医类著作10余部，发表学术论文50余篇。临床擅长应用中医运气学说并结合舌诊、脉诊对患者疾病进行精准诊断，方药、针灸有机结合治疗各类内外妇儿疾病。

社会兼职：中华中医药学会对外交流分会常务理事，中华中医药学会中医药翻译与国际传播专业委员会常务理事，世界中医药联合会翻译专业委员会理事，世界中医药联合会易医脐针专业委员会理事，中国中医药研究促进会中医药翻译与国际传播专业委员会常务理事，北京健康文化促进会中医药健康养生传播专业委员会副主任委员，北京中医协会特色诊疗委员会副主任委员，《环球中医药》审稿专家。

# 主编简介

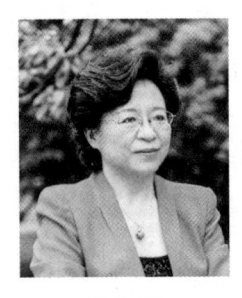

马淑然

医学博士，北京中医药大学教授，主任医师，中医基础理论专业博士生导师，博士后合作导师，中医基础理论教研室主任，国家中医药管理局中医基础理论重点学科五脏应时方向学术带头人，中医基础理论课程负责人。清代御医韩一斋、北京妇科名医刘奉五、国家级名老中医首都国医名师刘燕池教授一脉相承的学术继承人。中央电视广播总台《健康之路》《百家讲坛》《夕阳红》，北京卫视《养生堂》《健康北京》《记忆国医》等栏目主讲嘉宾。

长期致力于中医系统论研究，将系统中医学思想贯穿于中医天人相应的理论与实验研究中，主持国家自然科学基金课题4项，主持教育部重点课题1项，主持国家中医药管理局课题1项，参与国家级973课题2项。主编专著和教材30余部，发表学术论文100余篇。专栏科普文章60余篇，培养博士16名，硕士32名，博士后1名。获得北京中医药大学基础医学院优秀主讲教师称号、获得北京中医药大学教学比赛一等奖。获得北京市朝阳区首批中医药专家下基层工作优秀指导老师称号。为中国大学MOOC网中医基础理论课程负责人、为"一带一路"全英文中医基础理论教学课程负责人。临床善于针药并用调理内、妇、儿、皮及骨伤科疑难杂症。

社会兼职：《中华中医药杂志》《中医基础理论医学杂志》《中国医药》《中国医药科学》编委及审稿专家，国家中医药管理局职称考试命题组专家，中华中医药学会中医基础理论专业委员会副主任委员，教育部骨干课程联盟中医基础理论课程联盟副理事长，世界中医药学会联合会浮针专业委员会副会长，中华炎黄文化研究会自然国学研究会副会长，中国中医药信息研究会名老中医传承信息研究分会副会长，北京市中医协会中医特色疗法专业委员会主任委员，陕西铜川职业病防治院马淑然工作站负责人。